DE L'HÉMOSTASE

DANS

LA DÉSARTICULATION DE LA HANCHE

PAR

JOSEPH ALVERNHE

DOCTEUR EN MÉDECINE

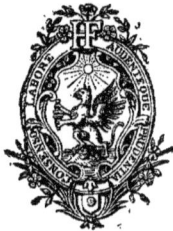

MONTPELLIER

IMPRIMERIE CENTRALE DU MIDI

(HAMELIN FRÈRES)

—

1885

DE L'HÉMOSTASE

DANS

LA DÉSARTICULATION DE LA HANCHE

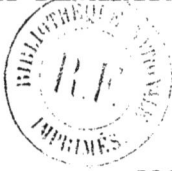

PAR

JOSEPH ALVERNHE

DOCTEUR EN MÉDECINE

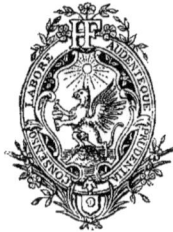

MONTPELLIER

IMPRIMERIE CENTRALE DU MIDI

(HAMELIN FRÈRES)

—

1885

A LA MÉMOIRE DE MA MÈRE ET DE MES SŒURS

A MON PÈRE

A MON FRÈRE ET A MA SŒUR

A TOUS MES PARENTS

J. ALVERNHE.

A MONSIEUR LE PROFESSEUR AGRÉGÉ CHALOT

J. ALVERNHE.

A TOUS MES AMIS

J. ALVERNHE.

INTRODUCTION

La question de la désarticulation coxo-fémorale doit être envisagée aujourd'hui à la lumière de la méthode antiseptique et des nouveaux procédés opératoires. Les récentes conquêtes de la chirurgie ont permis de mener à bonne fin des opérations que les chirurgiens les plus hardis du dernier siècle eussent à peine osé tenter ; et le temps n'est plus où un désarticulé de la hanche guéri était une véritable curiosité pathologique. « Toutefois la désarticulation de la hanche, dit Verneuil (1), restera toujours grave, d'une part en raison des dangers inhérents aux affections qui la nécessitent, d'autre part à cause des accidents traumatiques auxquels elle expose à titre de grande blessure. » C'est toujours un moyen extrême, auquel on ne se résout que lorsqu'on ne peut sauver autrement la vie de son malade. Au moment de porter le couteau dans cette région, le chirurgien est souvent arrêté par le souvenir de l'effroyable mortalité qui pèse sur cette opération. Mais il est des circonstances où l'intervention s'impose, et la rareté des succès ne saurait être une objection, quand on songe à la gravité des cas auxquels on oppose cette suprême ressource. « Ad extremos morbos extrema remedia », a dit Hippocrate.

Il ne faut pas, du reste, s'exagérer la gravité de cette opération,

(1) Verneuil, *Académie de médecine*, 30 octobre 1877.

dont le pronostic s'est notablement amélioré depuis quelques années, sauf les amputations pour plaies d'armes à feu, dont les résultats sont aussi déplorables d'ailleurs dans la pratique civile que dans la chirurgie d'armée. Les statistiques même les plus récentes, celles de Lüning, de John Ashhurst, embrassant la série des désarticulations pratiquées depuis plus d'un siècle, donnent une idée complétement erronée de l'état actuel de la question. En effet, les conditions dans lesquelles nous opérons sont tout autres que celles du commencement du siècle, et nous ne pouvons pas juger une opération par les résultats obtenus à une époque aussi reculée.

Pour ne parler que de l'anesthésie et de l'antisepsie, ces deux grandes conquêtes de la chirurgie moderne, quel grand pas n'ont-elles pas fait faire à la pratique des amputations ! L'anesthésie, en supprimant la douleur, a diminué l'ébranlement nerveux, le shock traumatique des opérés, cause puissante de mortalité chez les grands blessés. Les agents antiseptiques nous ont fourni une arme efficace contre ces septicémies redoutables qui emportaient la plupart des malades qui avaient échappé aux dangers immédiats des grandes opérations.

Toutefois, tout en se ressentant de l'heureuse influence de la méthode de Lister, la mortalité de la désarticulation de la hanche ne s'est pas abaissée dans une aussi forte proportion que celle des autres opérations. La raison en est que la mort résulte ici le plus souvent d'une cause habituellement négligeable dans les autres opérations : de l'hémorrhagie. C'est l'anémie aiguë qui fait le plus de victimes, ainsi que le démontrent les travaux d'Alfred Hug et de Lüning. C'est donc à réprimer l'hémorrhagie que doivent tendre tous les efforts de la chirurgie.

C'est dans cette voie que se sont résolûment engagés les chirurgiens, et depuis quelques années on a vu surgir plusieurs procédés opératoires, dont les résultats sont, jusqu'ici, des plus satisfaisants.

Il nous a paru intéressant de passer en revue les divers procédés d'hémostase, les nouvelles méthodes opératoires préconisées en vue de l'épargne du sang, et dont, pour la plupart, la description ne figure pas dans les ouvrages classiques.

Voici le plan de notre travail :

I. — Après avoir, dans un premier chapitre, jeté un coup d'œil très-rapide sur les diverses phases qu'a dû parcourir cette opération, et envisagé l'état actuel de la question, nous avons abordé l'étude des moyens d'hémostase, qui se divisent naturellement en deux catégories :

II. — Hémostase *avant* l'opération, hémostase préliminaire ;

III. — Hémostase *au cours* même de l'opération, comprenant l'étude des méthodes opératoires imaginées en vue de l'épargne du sang.

IV. — Nous avons cru qu'il ne serait pas sans intérêt de rechercher quelle avait été l'influence des récents progrès de la chirurgie, en particulier des nouveaux moyens d'hémostase, sur l'opération qui nous occupe. A cet effet, nous avons recherché tous les cas de désarticulation publiés depuis 1876, époque à laquelle s'arrête la statistique de Lüning, jusqu'en 1884. Nous avons de la sorte relevé plus de 150 cas dans cette courte période de huit ans, preuve irrécusable qu'aujourd'hui les chirurgiens, plus confiants dans les ressources de leur art, acceptent avec moins de répugnance cette grave mutilation, que Stromeyer croyait ne voir jamais prendre place au nombre des grandes opérations de la chirurgie.

Cette dernière partie de notre travail nous a demandé un temps considérable ; nous avons dû glaner dans les publications périodiques et passer en [revue la littérature médicale anglaise et allemande. Nous espérons que nos juges nous tiendront compte de nos efforts.

M. le professeur agrégé Chalot a bien voulu nous guider de ses conseils et nous communiquer quelques notes manuscrites; ces notes, détachées d'un travail qui va paraître incessamment, nous ont été d'un précieux secours. Nous ne saurions trop remercier cet excellent Maître de la bienveillance qu'il a eue à notre égard.

Nos remerciements à notre ami, M. Cavalier, qui a bien voulu se mettre à notre disposition pour traduire quelques textes allemands.

DE L'HÉMOSTASE

DANS

LA DÉSARTICULATION DE LA HANCHE

CHAPITRE PREMIER

CONSIDÉRATION PRÉLIMINAIRES

APERÇU HISTORIQUE

La crainte de l'hémorrhagie a été la constante préoccupation des chirurgiens qui se sont occupés de la désarticulation de la hanche. Morand (1), à qui revient le mérite d'avoir entrevu le premier la possibilité de cette opération, redoute le danger de l'hémorrhagie par l'artère fémorale. Volher, chirurgien des gardes à cheval du roi de Danemark, et Puthod, deux élèves de Morand, expriment la même crainte dans un Mémoire remarquable publié en 1739. « Ce qu'il y a le plus à craindre dans cette opération, dit Volher (2), est sans difficulté le

---

(1) *Ospuscules de chirurgie,* 1768.
(2) Cité dans l'ouvrage de Morand.

danger d'une grande hémorrhagie par la section de l'artère crurale. »
Pour prévenir toute perte de sang, ils conseillent la compression de
cette artère sur le pubis ou, mieux, sa ligature préalable immédiatement au-dessous de l'arcade crurale. Morand et ses élèves n'ont jamais pratiqué l'opération sur le vivant; aussi n'ont-ils pas compris
que le véritable danger de l'hémorrhagie réside, non dans la section
de la fémorale, qu'il est facile de comprimer ou de lier, mais dans l'ouverture des larges branches de l'iliaque interne, qui échappent à la
compression directe et à la ligature préalable.

« A l'égard de l'obturatrice et des branches qui vont aux muscles triceps, dit Morand, on doit naturellement se flatter d'en arrêter le sang,
même sans le secours de la ligature et avec les moyens connus pour
cela. »

Ravaton (1) aurait pratiqué cette opération en 1743, s'il n'en eût
été dissuadé par ses collègues.

Ce sont deux chirurgiens français, Lacroix (d'Orléans), en 1748, et,
quelque temps après, vers 1773, Perrault (de Sainte-Maure), qui ont
pratiqué les deux premières désarticulations sur le vivant. En 1877,
Henry Thompson, de Londres, et Kerr, de Northampton, tentèrent la
même opération. Ces hardis chirurgiens eurent des imitateurs, malgré
les attaques de Percival, Pott et de Callisen.

Nous n'entreprendrons pas l'énumération fastidieuse des désarticulations coxo-fémorales qui suivirent ces premiers essais; on trouvera
de nombreux détails à ce sujet dans la *Médecine opératoire* de Velpeau
ou le *Dictionnaire de chirurgie* de Sam. Cooper. D. Larrey fit entrer
l'opération dans la pratique de la chirurgie d'armée, malgré les résultats peu satisfaisants qu'il avait obtenus. Elle fut soumise à de nombreuses épreuves dans les armées françaises, pendant les guerres du
Consulat et du premier Empire.

A la crainte si fondée de l'hémorrhagie les premiers chirurgiens
opposèrent la rapidité d'exécution. Obligés d'abréger les tortures de

(1) Ravaton, *Traité des plaies d'armes à feu*, 1750.

leurs malades, ils s'ingénièrent à trouver des procédés qui leur permirent d'exécuter l'opération dans le moins de temps possible. Ce fut le règne de la transfixion ; à cette époque de la prestidigitation opératoire, on vit des chirurgiens exercés arriver à enlever des membres en moins d'une minute. Mais, quelle que fût la célérité du chirurgien à abattre les membres, quelle que fût la promptitude des aides à arrêter les flots de sang qui jaillissaient de tous les orifices vasculaires, le patient n'en perdait pas moins une quantité considérable de sang. Il est vrai que, sous l'influence des doctrines néfastes de Broussais, les chirurgiens se préoccupaient uniquement de ne pas laisser leurs patients expirer sur la table d'opération ; ils s'inquiétaient si peu de l'anémie consécutive, qu'ils n'hésitaient pas, sous prétexte de modérer le processus inflammatoire, à pratiquer de copieuses saignées sur leurs opérés de la veille. Aussi, jusque vers le milieu du siècle, la désarticulation coxo-fémorale a-t-elle fourni une mortalité effrayante.

La découverte de l'anesthésie modifie un peu ce sombre pronostic ; les chirurgiens, devenus maîtres de leur terrain et n'ayant plus à compter avec la douleur de leurs malades, abandonnent peu à peu cette chirurgie expéditive, ces procédés d'escamotage, pour me servir de l'expression de Rochard (1), qui avaient bien leur raison d'être alors qu'il s'agissait d'abréger un supplice : des méthodes moins brillantes, mais plus sûres, leur permettent de se préoccuper davantage du résultat définitif de leurs opérations.

Quelques années plus tard, la méthode d'Esmarch a fait faire un pas de plus à la pratique des amputations ; et si, en raison de la disposition anatomique de la région, la désarticulation de la hanche n'a pu bénéficier des avantages de cette méthode hémostatique au même titre que les opérations pratiquées dans la continuité du membre, elle n'en a pas moins retiré un avantage considérable au point de vue de l'épargne du sang ; la bande élastique a permis, en effet, de refouler du membre amputé vers le tronc un sang autrefois perdu pour l'opéré.

(1) Rochard, *Histoire de la chirurgie française au XIXe siècle*

2

Enfin la méthode antiseptique n'a pas tardé à faire sentir son heureuse influence et à améliorer encore le pronostic de cette grande opération, en diminuant la fréquence de la septicémie, la cause de mort la plus puissante après l'hémorragie.

Pour juger exactement les résultats de la désarticulation coxo-fémorale, il faut distinguer avec soin les cas dans lesquels elle a été pratiquée; on doit se garder de conclure d'après des statistique brutes, établies sur des faits pris en masse. Quelque imparfaits que soient les résultats de toute statistique, on peut en retirer des enseignements utiles, si l'on a soin de la faire porter sur une série considérable de cas, si l'on ne réunit pas des faits disparates, et que l'on forme des groupes secondaires assez multipliés pour ne renfermer que des unités comparables. On doit tenir compte de la nature des lésions, du moment de l'opération, de l'âge et de l'état général des sujets, des conditions de milieu, en un mot de toutes les circonstances susceptibles d'avoir une influence sur le résultat définitif de l'opération. Dans l'appréciation de la mortalité, il faut faire la part de ce qui revient à l'opération et de ce qui incombe à l'affection pour laquelle on s'est décidé à intervenir.

En première ligne, il faut séparer les amputations *traumatiques* des amputations *pathologiques*.

Parmi les amputations traumatiques, il faut encore noter avec soin la nature du traumatisme et séparer les désarticulations pratiquées à la suite des lésions par arme à feu de celles faites pour traumatisme d'un autre genre. et dont le pronostic est un peu moins grave. — Il est encore indispensable d'établir une distinction entre les désarticulations immédiates, qui sont presque fatalement mortelles, et les désarticulations tardives, qui offrent plus de chances de succès. De plus, il y a des cas où la mortalité ne revient pas à l'intervention chirurgicale, les malades ayant été opérés dans des circonstances tellement graves, qu'ils seraient morts bientôt après, quand bien même ils auraient été abandonnés à leur sort.

Des distinctions analogues doivent être établies dans le tableau des amputations pathologiques, qui seront classées par groupes secondaires. En effet, les désarticulations pour néoplasmes sont plus graves que celles qu'on pratique pour des affections chroniques de l'articulation ou du fémur. Les réamputations offrent de beaucoup le pronostic le plus favorable. Dans certains cas, le patient succombe au bout de quelques semaines à l'affection pour laquelle on l'avait opéré, par exemple à la généralisation ou à la récidive d'un sarcome qui avait nécessité l'ablation du membre. Ce n'est certainement pas à l'acte chirurgical qu'il faut rapporter la responsabilité de la mort : c'est un insuccès thérapeutique, il est vrai, mais ce n'en est pas moins un succès opératoire.

Ces idées, bien comprises seulement de nos jours, ont jeté une vive lumière sur le sujet qui nous occcupe. Après les travaux de Günther en Allemagne, de Demme en Suisse, Rose (de Zurich) et Verneuil en France se sont préoccupés de la question. Interprète des idées de son Maître, le docteur A. Lüning (de Zurich) (1), reprenant l'étude des documents statistiques, publia en 1877 le travail le plus complet en ce genre qui eût encore paru. A la même époque, sous l'inspiration de Verneuil, Alfred Hug (2) exposait, dans sa thèse inaugurale, le résultat de ses recherches sur les causes de la mort dans la désarticulation coxo-fémorale.

Les relevés de Lüning, faits avec beaucoup de soin, contiennent la série des désarticulations pratiquées jusqu'en 1876. Il a recueilli 497 observations, dont 485 seulement donnent le résultat de l'opération ; l'auteur note 143 cas de guérison et 343 morts, ce qui donne une mortalité générale de 70 %. Il fait remarquer que, pendant les quinze dernières années, de 1860 à 1876, le chiffre de la mortalité n'a pas dépassé 66 %. Mais ces résultats généraux, déduits de tous les faits pris en bloc, n'ont

(1) Lüning, *Ueber die Blutung bei der Exarticulation der Oberschenkel und deren Vermeidung*. Zurich, 1877.

(2) *Des Causes de la mort dans la désarticulation coxo-fémorale*. Thèse de Paris, 1877.

qu'une valeur insignifiante, car la mortalité varie essentiellement avec la proportion des amputations traumatiques renfermées dans la statistique.

Les tableaux suivants, qui donnent la mortalité moyenne de l'opération par chaque nature de lésion, offrent un intérêt plus considérable :

		Mortalité.
1° Désarticulation pour blessures par armes à feu. Mortal. moyenne, 88,28 %	Période de réact. inflam.	95 %
	Primitive..............	93 %
	Tardive.......	73 %
2° Désarticulation pour d'autres blessures...................		85,03 %
3° — après résection de la hanche...............		50 %
4° — pour tumeurs...................		46,75 %
5° Pour maladies de l'articulation........................		40 %
6° Pour périostite, ostéite, carie, nécrose du fémur....,.........		38,46 %
7° Réamputations................................,............		35,29 %

Les chiffres de Lüning ne donnent pas une idée exacte de la gravité de l'opération à l'heure actuelle ; cette statistique a le tort de renfermer, dans un même tableau, les opérations pratiquées ces dernières années et les opérations pratiquées à une époque où les chirurgiens n'avaient pas à leur disposition les ressources que nous possédons aujourd'hui. La mortalité a baissé d'une manière sensible, comme nous le prouverons plus loin par les tableaux que nous avons dressés à ce sujet.

Les travaux de A. Hug et de Lüning ont mis en lumière un fait qui nous intéresse : c'est que la cause de mort la plus fréquente, après la désarticulation coxo-fémorale, est l'hémorrhagie opératoire. Le fait était généralement admis, et, toutefois, peu de chirurgiens ont eu la franchise de dire ce que leurs opérés avaient perdu de sang ; peu, du moins, ont attribué à l'hémorrhagie la mort de leurs patients. Et cependant la critique attentive des relevés de Lüning ne permet pas d'erreur à ce sujet ; en effet, l'auteur, notant l'époque de la mort, a montré que, des 239 opérés dont la date de la mort est indiquée, 26 % succombèrent dans les cinq premières heures après l'opération, et 70 % dans les cinq premiers jours. Or les seules causes qui puissent amener une terminaison si prompte, ne peuvent être que la syncope ou l'asphyxie dues au chloroforme, le shock traumatique ou l'hémorrhagie et l'anémie consécutive.

Le chloroforme a bien pu déterminer la mort sur la table d'opération, mais nous savons aujourd'hui que ces accidents sont heureusement fort rares. Quant au shock, V. Langenbeck se refuse à l'admettre, et M. Verneuil voudrait voir cette vague expression disparaître du langage médical. Sans aller aussi loin, nous croyons avec la plupart des chirurgiens, et M. le professeur agrégé Chalot (1) le fait remarquer dans sa thèse d'agrégation, que, dans certaines circonstances, il se produit du collapsus, un véritable shock chirurgical, sans que l'on puisse incriminer l'hémorrhagie; mais, dans un grand nombre de cas, le prétendu shock n'est que l'expression symptomatique de l'anémie aiguë posthémorrhagique des opérés.

On voit donc que, malgré les soins qu'ont pris les chirurgiens de cacher sous de vagues expressions les pertes sanguines qu'ont subies leurs opérés, c'est à l'hémorrhagie qu'il faut attribuer la responsabilité de la plupart des terminaisons fatales.

« Ce qu'il faut noter, dit M. Berger à propos du travail de Lüning, c'est la proportion considérable des succès qu'on observe dans les cas où la perte de sang avait été minime ; relation qui nous montre les chances de léthalité croissant avec l'écoulement sanguin, et qui prouve à elle seule de quel côté doit se tourner l'effort de la thérapeutique. »

Citons, en terminant, l'intéressant article de John Ashhurst sur les amputations, dans l'*Encyclopédie internationale de chirurgie*. Il reproduit une statistique du Dr Sheppard, de Philadelphie, portant sur 633 cas de désarticulation de la hanche ; elle contient tous les faits jusqu'en 1880 : c'est la plus complète qui ait encore paru.

---

(1) V. Chalot, *Comparer entre eux les divers moyens de diérèse*. Thèse d'agrégation, 1878.

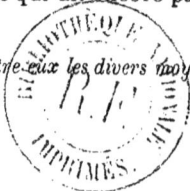

CONSIDÉRATIONS ANATOMIQUES

Avant d'aborder l'étude des moyens destinés à épargner le sang des opérés, examinons rapidement les sources de cette hémorrhagie, qui compromet la vie du patient pendant la désarticulation. Nous mettrons à contribution, pour cette courte étude, l'excellent ouvrage de M. Farabeuf (1).

L'articulation coxo-fémorale, dit cet auteur, profondément située dans l'épaisseur de masses musculaires énormes, est entourée de nombreux vaisseaux, qui semblent en défendre l'approche. Seule, la région trochantérienne permet d'arriver sur la tête du fémur sans faire de ligatures.

En avant se trouve l'artère fémorale primitive, qui se bifurque ordinairement à 3 ou 4 centimètres, quelquefois à quelques millimètres au-dessous de l'arcade crurale. Les branches des artères fémorales, superficielle et profonde, s'étendent de chaque côté, comme pour rendre l'articulation inaccessible en avant. Ce sont, en dehors, les deux musculaires et la circonflexe antérieure; en dedans, les honteuses externes et quelques rameaux de la circonflexe postérieure.

A la région interne se trouve l'obturatrice, dont les branches s'épuisent dans les adducteurs et ne descendent pas à plus de 0,10 au-dessous du périnée.

La partie postérieure est sillonnée par les nombreuses branches de l'ischiatique et de la fessière.

Enfin cette dernière artère donne deux petits rameaux qui s'anastomosent, au-dessus du grand trochanter, avec la petite musculaire et les circonflexes.

(1) Farabeuf, *Manuel de médecine opératoire.*

Quoique la plus importante par son calibre, l'artère fémorale n'est pas la plus redoutable; sa situation superficielle permet facilement au chirurgien de s'en rendre maître. Sa ligature au-dessous de l'arcade crurale rend exsangue la partie antérieure de la cuisse ; toutefois, quand on portera le couteau au-dessous de la ligature, les branches de la fémorale profonde donneront du sang, à cause des anastomoses qui les unissent aux artères de la région postérieure. Si la ligature porte au-dessous de l'origine de la fémorale profonde, celle-ci peut donner lieu à un écoulement considérable de sang : c'est ce qui arriva dans un cas de Gross (de Nancy), que nous rapportons plus loin.

Mais ce sont surtout les artères de la fesse, l'ischiatique, la fessière et l'obturatrice, dont l'hémorrhagie, bien autrement redoutable, fournit le plus grand contingent à la mortalité. La multiplicité de leurs branches, la profondeur de leur situation, rend la compression inefficace.

Enfin, il n'est pas jusqu'aux veines elles-mêmes qui ne puissent donner lieu à une hémorrhagie dangereuse; et les veines importantes, la fémorale, la saphène, comme l'a fait remarquer Rose, donnent du sang par les deux bouts, à cause de l'insuffisance des valvules. Il faudra donc les lier avec autant de soin que les artères.

CHAPITRE II

HÉMOSTASE AVANT L'OPÉRATION

La multiplicité des moyens préconisés en vue d'obtenir l'ischémie, avant de porter le couteau dans le champ opératoire, prouve combien leur action doit être limitée. Et, en effet, si l'on se rappelle la disposition anatomique de la région, on voit que l'artère fémorale se trouve seule à la portée du chirurgien, qui peut, sans trop de difficulté, la lier ou la comprimer à son gré. Mais, comme nous l'avons fait remarquer plus haut, le danger de l'hémorrhagie vient surtout des nombreuses branches de l'hypogastrique. Or comment interrompre le cours du sang de ces vaisseaux ? La question présentait un intérêt capital : les chirurgiens se sont adressés successivement à la compression de l'aorte abdominale, à la compression directe de l'iliaque interne ou de l'iliaque primitive ; récemment, quelques-uns ont essayé d'adapter le tube d'Esmarch à la racine du membre. Nous verrons que toutes ces tentatives n'ont pas abouti à un résultat satisfaisant. Nous ne mentionnerons que pour la blâmer la conduite de Güterbock, qui n'a pas hésité à pratiquer la ligature de l'iliaque interne ; c'est ajouter une grave complication à une opération déjà assez redoutable par elle-même.

I. — COMPRESSION ET LIGATURE DE L'ARTÈRE FÉMORALE

La compression de l'artère fémorale au pli de l'aine a été employée par une foule de chirurgiens, comme moyen adjuvant, dans la désarticulation de la hanche. Il semble, au premier abord, que les mouvements qu'on est obligé d'imprimer au membre dans le cours de l'opération doivent rendre cette compression illusoire. Et, en effet, sauf peut-être chez les enfants, dans la plupart des cas où on l'a employée, qu'on ait eu recours à un tourniquet ou à la main d'un aide exercé, ce qui est infiniment préférable, elle s'est montrée d'une inefficacité absolue. Aussi Volher, Puthod, Larrey, Delpech, A. Cooper, Blandin, Velpeau, Roux, conseillèrent-ils d'avoir recours à la ligature préalable de cette artère. Malgré les attaques d'Abernethy, Guthrie, Dupuytren, Langenbeck, qui s'élevèrent contre cette pratique, sous prétexte qu'elle expose à la gangrène du lambeau sans empêcher l'hémorrhagie, la ligature préalable des vaisseaux fémoraux paraît aujourd'hui en faveur auprès des chirurgiens. M. Verneuil y a recours, et M. Farabeuf (1) pense que, pour la sécurité de l'opéré et la tranquillité de l'opérateur, il est bon d'adopter cette ligne de conduite. Il est vrai que M. Verneuil accuse la compression d'un autre méfait; d'après cet auteur, elle exposerait à la phlébite de la veine fémorale, qui est fatalement comprimée en même temps que l'artère; si cet accident était aussi fréquent que le prétend le chirurgien de la Pitié, cette raison suffirait pour faire rejeter ce moyen d'hémostase.

Pour être de quelque efficacité, la ligature de l'artère fémorale doit porter au-dessus de l'origine de la fémorale profonde, qui naît quelquefois très-haut; car, comme le fait remarquer Farabeuf, si les anatomistes ont raison de dire que la bifurcation de l'artère crurale se fait à quatre travers de doigt au-dessous de l'arcade, les chirurgiens devraient oublier ce rapport et admettre que cette bifurcation se fait plutôt à un travers de doigt au-dessous de cette arcade.

En même temps que l'artère, on doit lier la veine fémorale, qui donnerait lieu à un abondant écoulement de sang, en raison de l'insuffisance des valvules.

Au reste, qu'on ait recours à la compression ou à la ligature, il ne

(1) *Bulletin de la Société de chirurgie*, 1878.

faut pas perdre de vue que ce moyen d'hémostase ne s'adresse qu'à
une des sources de l'hémorrhagie, et les efforts du chirurgien devront
tendre à arrêter les flots de sang qui vont s'échapper à l'ouverture
des branches postérieures.

Examinons dans quelles limites la compression de l'aorte répond à
cette indication.

II. — COMPRESSION DE L'AORTE

Pendant longtemps, la compression de l'aorte est restée dans le do-
maine de l'obstétrique. En 1864, Gamgee (de Birmingham) eut l'idée
de l'employer pour interrompre le cours du sang dans le membre inférieur pendant la désarticulation de la hanche. La compression, exercée à l'aide d'un instrument analogue au compresseur de Signorini,
donna un résultat satisfaisant; la perte du sang fut très-peu considérable et le malade guérit. Cette observation, communiquée à la Société
de chirurgie, reçut un accueil favorable. Depuis cette époque, la compression de l'aorte a été soumise à un grand nombre d'épreuves, avec
des résultats divers. On la pratique au niveau de l'ombilic ou un peu
au-dessous, en se servant de la main ou d'un appareil compresseur.
La compression digitale serait certainement préférable si elle n'était
extrêmement fatigante pour l'aide qui la pratique.

Les instruments le plus fréquemment employés dans ce but sont les
compresseurs de Pancoast, d'Esmarch et de Lister.

Ils se composent tous d'une pièce dorsale qui repose sur la région
lombaire et sert de point d'appui, et d'une pelote compressive appliquée sur l'aorte.

Dans le compresseur d'Esmarch (1), la pièce dorsale en forme de
gouttière embrasse la région lombaire et se termine de chaque côté
par un crochet; entre ces deux crochets, on tend des bandes élastiques
passant au devant de l'abdomen et destinées à comprimer la pelote.

(1) Esmarch, *Chirurgie de guerre*, 1873.

Tous ces instruments ont l'inconvénient d'être des appareils spéciaux, que le chirurgien peut ne pas avoir sous la main. Il est, du reste, facile d'improviser un compresseur aussi efficace que les précédents. On fait une pelote, en roulant autour d'un bâtonnet une longue bande de toile. Cette pelote est placée droit au-dessous de l'ombilic, exactement maintenue sur l'aorte au moyen d'un bâtonnet, par un aide, et vigoureusement serrée contre la colonne vertébrale par cinq ou six tours circulaires d'un bande élastique.

Dernièrement, M. Haward, à St-George's Hospital (1), ayant à pratiquer une désarticulation de la hanche, comprima l'aorte au moyen du procédé suivant : il prit un cône de bois, dont le sommet émoussé et présentant une surface de 2 ou 3 centimètres carrés fut placé sur l'aorte abdominale. La base du cône, présentant une surface de 8 à 9 centim. carrés, était creusée d'une large rainure, dans laquelle on fit passer les circulaires d'une bande élastique qui entourait le pelvis. Le résultat, dit l'auteur, fut satisfaisant, et l'hémorrhagie parfaitement conjurée.

On le voit, quel que soit le procédé employé, l'appareil instrumental est des plus simples, et le chirurgien aurait sous la main une précieuse ressource s'il pouvait compter sur l'efficacité de son action. Examinons en quelques lignes la valeur réelle de ce moyen d'hémostase.

Depuis longtemps, les accoucheurs employaient avec succès la compression de l'aorte pour réprimer des hémorrhagies utérines graves après la parturition. Mais, dans ce cas particulier, les conditions sont éminemment favorables ; la souplesse et la dépressibilité des parois abdominales, chez la femme qui vient d'accoucher, permettent d'arriver aisément sur la colonne vertébrale ; la compression manuelle suffit même le plus souvent.

Dans toute autre circonstance, au contraire, les meilleurs compresseurs échoueront, par la raison que l'abdomen ne présente pas cette

(1) *The Lancet*, 3 janvier 1885.

flaccidité, cette facilité de dépression qu'on trouve chez les nouvelles accouchées.

Au reste, si ce procédé diminue notablement l'hémorrhagie artérielle, il a l'immense inconvénient de favoriser les hémorrhagies veineuses, par suite de la compression fatalement exercée sur la veine cave en même temps que sur l'artère. D'un autre côté, interrompre le cours du sang dans le segment inférieur du corps, pendant un temps aussi considérable que celui que réclame une opération de ce genre, n'est-ce pas produire de profonds troubles circulatoires, qui, sur un patient anesthésié, pourront avoir les plus fâcheuses conséquences?

Et c'est encore plus vrai pour la respiration, qui sera notablement entravée par la compression abdominale. Dans l'état de dépression nerveuse où se trouve le malade et sous l'influence du chloroforme, il suffira de la plus petite cause pour produire une syncope, accident fâcheux au premier chef, dans une opération qui demande une grande rapidité d'exécution.

« La compression de l'aorte reste donc, dit Richet (1), un moyen hémostatique toujours de difficile exécution, fort aléatoire dans la plupart des cas, et complétement impossible dans un grand nombre. »

Ce n'est que par exception, sur des sujets amaigris, à parois abdominales souples et dépressibles, qu'on pourra compter, avec quelques chances de succès, sur ce moyen d'hémostase.

C'est néanmoins une ressource ultime qu'il importe de ne pas perdre de vue, et, combinée à tel ou tel procédé hémostatique, la compression de l'aorte pourra être d'un précieux secours dans une opération où le chirurgien ne saurait avoir trop de moyens à sa disposition.

III. — COMPRESSION DE L'ILIAQUE PRIMITIVE. — LEVIER DE R. DAVY

Nous ne parlerons pas de la compression de l'artère iliaque primitive à travers les parois abdominales, qui est aussi inefficace et d'une

_____

(1) *Bulletin de l'Académie de médecine*, 22 janvier 1878.

application plus difficile encore que la compression de l'aorte. Nous nous occuperons seulement d'un procédé qui a paru dernièrement en Angleterre, et qui consiste à aller comprimer l'artère iliaque primitive à travers le rectum.

En 1874, un chirurgien américain, Frank Woodbury (1), ayant introduit la main dans le rectum d'un malade atteint de colique néphrétique, pour chercher s'il n'existait pas un calcul des voies urinaires supérieures, remarqua qu'il avait sous la main les battements de l'iliaque primitive, et que, par une légère compression, il pouvait suspendre à volonté le cours du sang dans l'artère fémorale. Frappé de ce résultat, il proposa d'appliquer ce procédé aux opérations sanglantes qui se pratiquent sur le membre inférieur; il le recommanda en particulier pour prévenir l'hémorrhagie dans la désarticulation coxofémorale. « Après avoir préalablement anesthésié le malade et vidé l'intestin, on introduit la main dans le rectum, la main droite pour le côté droit, la main gauche pour le côté gauche. On fait pénétrer graduellement la main, les doigts réunis en cône, la face dorsale tournée vers le sacrum, jusqu'à ce qu'on ait atteint l'artère iliaque primitive; alors la main peut être portée en pronation, et, comme les vaisseaux sont juste sous les doigts, on peut arrêter complétement tout apport de sang au membre. »

Nous n'insisterons pas sur ce moyen bizarre, qui, à notre connaissance, n'a jamais été utilisé pour prévenir l'hémorrhagie. Les difficultés de la compression, les graves lésions auxquelles elle expose, doivent le faire rejeter, et nous ne l'aurions certes pas mentionné s'il n'avait été le point de départ d'un procédé analogue, qui, ces dernières années, a été employé un grand nombre de fois en Angleterre : nous voulons parler du procédé de Richard Davy, chirurgien du Westminster Hospital de Londres (2). Davy s'est proposé, lui aussi, d'aller comprimer l'iliaque primitive à travers le rectum.

(1) *The American Journal of the medic. sciences,* janvier 1874.
(2) *Bristish medical Journal,* II, 685 (1879).

A cet effet, il se sert d'une tige rectiligne de bois ou d'ivoire, longue de 50 centim. sur 1 centim. et demi de diamètre environ; l'extrémité rectale est légèrement renflée et aplatie en forme de spatule, comme la pulpe du doigt. Le patient étant anesthésié, on introduit cette tige dans le rectum avec précaution, dans une profondeur de 20 à 22 cent., en lui faisant suivre autant que possible la direction du rectum. On arrive ainsi par tâtonnements à placer l'extrémité de la tige sur l'artère iliaque primitive.

L'application de cet instrument, dit son inventeur, demande une certaine habitude pour ne provoquer aucun accident; mais, en des mains habiles, une fois l'instrument placé sur l'artère, il suffit de la plus légère élévation ou du moindre abaissement du manche pour arrêter à volonté le cours du sang ou le laisser couler. La tige, on le voit, agit à la façon d'un véritable levier.

C'est le 16 janvier 1877 que R. Davy appliqua pour la première fois son levier sur un petit enfant de neuf ans, avec plein succès du reste.

Ce singulier procédé, qui, au premier abord, ne paraît pas de nature à inspirer grande confiance, ne tarda pas à se généraliser chez nos voisins. Il y a même lieu de s'étonner de l'accueil enthousiaste qui lui fut fait, dès le début, par les chirurgiens anglais, et, pendant plusieurs années, on pratiqua peu d'opérations sanglantes à la racine du membre inférieur sans le secours du levier de Davy. A la séance du 9 février 1883 de le *Clinical Society of London* (1), R. Davy déclare l'avoir employé, pour sa part, dix-huit fois, et il connaît 40 cas où d'autres chirurgiens ont eu recours à ce moyen hémostatique, soit pour des amputations coxo-fémorales, soit pour d'autres opérations.

Ce procédé offrirait des avantages sérieux, reconnus par l'universalité des chirurgiens qui l'ont mis en pratique et qui n'ont eu, paraît-il, qu'à se féliciter de son emploi. Voici les principaux avantages que lui reconnaissent ses partisans :

1° Hémostase complète;

(1) *The Lancet*, 17 février 1883.

2° Il produit moins de troubles circulatoires que les divers procédés de compression aortique, puisque le cours du sang n'est interrompu que du côté malade ;

3° Pas de gêne de la respiration abdominale, point capital chez un sujet anesthésié ;

4° Application facile de l'instrument, sauf les cas exceptionnels où l'étroitesse du rectum ou la contracture du sphincter y mettrait obstacle ;

5° L'appareil instrumental est des moins compliqués et à la portée de tous les chirurgiens.

Malgré l'engouement des chirurgiens anglais, cette méthode hémostatique n'a pas franchi les limites du pays où elle a pris naissance, et, même en Angleterre, on n'a pas tardé à revenir un peu de l'enthousiasme du début: il y a à peine quelques semaines, le 10 avril 1885, à la *Clinical Society of London* (1), la plupart des membres de la Société ont émis l'opinion que le levier de Davy est loin de réaliser toutes les espérances qu'il avait fait concevoir. Un chirurgien présent a même fait remarquer à ce propos que, tout récemment, R. Davy lui-même a pratiqué deux opérations par la méthode de Jordan, sans le secours de son levier.

Et, en effet, à côté des avantages que nous avons mentionnés plus haut, le levier de Davy présente de graves inconvénients; nous ne parlerons que de la difficulté de son application et des lésions viscérales qu'il peut produire. Quoi qu'en dise son auteur, il nous paraît bien difficile de placer exactement l'extrémité de la tige sur une artère qui se trouve à plus de 20 centim. au-dessus de l'ouverture anale. Supposons même l'instrument convenablement placé: les mouvements d'un malade parfois incomplétement anesthésié, les diverses positions que le chirurgien doit donner au membre et au bassin dans le cours de l'opération, n'exposeront-ils pas constamment la tige à abandonner l'artère ? Et alors, si l'instrument tranchant vient à diviser une région

(1) *British medical Journal,* 18 avril 1885.

vasculaire, le sang jaillira de toutes les bouches artérielles, et, avant
que le levier soit remis en place, le malade perdra un sang précieux.
Du côté gauche, où le rectum croise l'artère iliaque primitive, la compression pourra être encore relativement facile ; mais, à droite, il faudra
de toute nécessité déplacer l'intestin ou le distendre outre mesure pour
atteindre l'artère.

Toutes ces manœuvres ne peuvent qu'aboutir à une déchirure ou
à une contusion du rectum ; même entre les mains les plus habiles,
l'emploi du levier n'est pas exempt de danger, puisque Davy (1) lui-
même a eu à déplorer un cas de mort par péritonite consécutive à
l'application de son instrument.

IV. — ISCHÉMIE PRÉVENTIVE PAR LA MÉTHODE D'ESMARCH

La bande élastique, quand elle est applicable, est, sans contredit,
le meilleur moyen d'hémostase préventive. Aussi, quand Esmarch eut
fait connaître sa méthode, les chirurgiens songèrent-ils à l'utiliser
pour la désarticulation coxo-fémorale. Par l'enroulement élastique du
membre et la constriction simultanée au-dessus du champ opératoire,
la méthode d'Esmarch se propose de remplir un double but : prévenir
l'hémorrhagie artérielle, refouler dans la circulation et conserver au
malade le sang du membre inférieur. Ne remplirait-elle que la seconde de ces indications, la méthode du professeur de Kiel aurait fait
faire un grand pas à la pratique de l'opération qui nous occupe. C'est
uniquement dans ce but que M. Verneuil emploie l'enroulement élastique : « Le meilleur moyen, dit-il (2), de réaliser l'économie du sang,
consiste d'abord à refouler dans le tronc le sang contenu dans le
membre. »

M. Léon Le Fort pense que l'anémie qui suit l'opération tient moins

(1) *The Lancet*, 17 février 1883.
(2) *Bulletin de l'Académie de médecine*, 30 octobre 1878.

à l'hémorrhagie opératoire qu'à la perte du sang soustrait à l'organisme avec le membre qui le contient. Et ce qui le prouve, dit-il, c'est la bénignité des réamputations, qui ne donnent qu'une faible mortalité, bien que, dans ces cas, l'étendue de la plaie soit la même et les chances d'hémorrhagie aussi considérables. Les expériences de Ranke, et plus tard celles de Brüns (1), ont montré que la quantité de sang contenue dans le membre inférieur est un peu moins considérable qu'on ne le croyait généralement. Il n'en est pas moins vrai que, si on néglige l'enroulement élastique, on peut encore évaluer à 300 ou 400 grammes le sang ainsi perdu pour l'opéré ; cette perte, ajoutée à celle qui se fait par les vaisseaux qu'ouvre le chirurgien, ne peut qu'augmenter la gravité de l'opération.

J. Bell (d'Edimbourg) (2) a été plus loin. En 1877, ayant à pratiquer une désarticulation coxo-fémorale, non content d'appliquer la bande d'Esmarch, il plaça une pelote compressive sur la veine fémorale du côté sain, afin de mettre en réserve une certaine quantité de sang, qu'il restitua au corps après l'opération.

On comprend qu'il ne servirait à rien d'avoir refoulé le sang dans le tronc, si le chirurgien ne l'empêchait de revenir dans le membre ischémié. Quand il s'agit d'une opération dans la continuité du membre, le tube constricteur placé au-dessus du champ opératoire remplit aisément cette indication ; mais, dans l'amputation à la racine du membre, son application présente une difficulté extrême, et le chirurgien ne peut compter sur son efficacité. La compression de l'artère fémorale, ou même sa ligature, sont tout à fait illusoires, car les artères qui viennent de l'hypogastrique dans la cuisse suffisent à remplir en peu de temps tout le système vasculaire du membre inférieur, grâce aux larges voies anastomotiques qui unissent l'obturatrice, l'ischiatique et la fessière, aux collatérales fémorales sous-jacentes à la ligature. La bande d'Esmarch devra donc rester en permanence et remonter le plus près possible du champ opératoire.

(1) *Archiv. für path. Anat. und Phys.*, Bd. 66, S. 374.
(2) *Académie de médecine*, 19 février 1878.

C'est la conduite de Verneuil et d'un grand nombre de chirurgiens ; mais, comme l'incision des parties molles porte au-dessus de la bande élastique, ils sont obligés de faire l'hémostase pendant l'opération. Aussi quelques chirurgiens ont-ils cherché à ischémier le territoire même où doit porter l'instrument tranchant. Après avoir exsanguifié le membre, Esmarch (1) applique sur l'aorte son compresseur élastique, que nous avons décrit plus hant ; mais, outre la perte du sang qui se trouve dans le segment vasculaire situé entre la pelote compressive au niveau de l'ombilic et la bande élastique qui ne dépasse pas le pli de l'aine, nous avons vu que la compression aortique était le plus souvent insuffisante.

En 1874, R. Volkmann (2) imagina la modification suivante : il enroule le tube élastique le plus haut possible autour de l'extrémité supérieure du membre ; il pratique l'amputation un peu au-dessous par la méthode circulaire ; puis, après avoir fait l'hémostase à la surface de la section circulaire, il enlève le tube constricteur et énuclée la partie supérieure du fémur. Nous aurons l'occasion de revenir plus loin sur ce procédé, en étudiant la méthode opératoire avec laquelle il se confond.

Après les tentatives de David Foulis (de Glascow) (3), qui combinait la compression de l'aorte avec la compression élastique à la racine du membre, J. Godlee (4) a employé, en 1880, une sorte de spica de l'aine, qui a suffi, paraît-il, à réprimer toute hémorrhagie, sans entraver les manœuvres de l'opérateur. Il prit une bande de caoutchouc, plaça la partie moyenne sur le périnée, croisa les deux chefs au-dessous de la crête iliaque du côté malade, et les ramena du côté opposé, en entourant le pelvis, entre la crête iliaque et le grand trochanter, pour ne pas gêner la respiration abdominale. Afin d'empêcher la bande

---

(1) Esmarch, *op. cit.*
(2) *Centralblatt, für Chir.*, n° 5, 1874.
(3) *The Lancet*, 24 novembre 1877.
(4) *The Lancet*, 3 juillet 1880.

élastique de glisser au niveau du périnée, il la fixa avec une bande ordinaire.

Plus récemment encore, en 1883, Jordan Lloyd, de Birmingham (1), a communiqué à la *Midland medical Society*, un procédé d'hémostase par la bande élastique, qui n'est qu'une modification des procédés de Foulis et de Godlee. Il entoure la racine du membre inférieur au moyen d'une bande de caoutchouc de 1 mètre 50 à 2 mètres de longueur. Le milieu de la bande élastique est placé sur le périnée, du côté malade, entre la tubérosité de l'ischion et l'anus ; les deux chefs sont conduits en haut et en dehors, en passant, l'un en avant, l'autre en arrière, et viennent se croiser au-dessus de la partie moyenne de la crête iliaque du même côté. Le chef antérieur longe parallèlement l'arcade crurale, en passant quelques centimètres plus haut, et, dans son trajet, comprime une bande roulée ou une pelote qu'on a eu soin de placer exactement sur le trajet de l'artère iliaque externe, interrompant ainsi le cours du sang dans la partie antérieure de la cuisse. Le chef postérieur croise la grande échancrure sciatique, comprime à ce niveau les branches de l'artère iliaque interne, et prévient l'hémorrhagie de ce côté.

Les deux extrémités de la bande sont solidement maintenus au-dessus de la partie moyenne de la crête iliaque par un aide, ou au moyen d'une bande ordinaire qui passe sur l'épaule du côté opposé ; mais rien ne vaut la main d'un aide expérimenté. Il est prudent de fixer le chef antérieur à la pelote qui comprime l'iliaque externe, à l'aide d'une forte épingle. De même, pour empêcher la bande élastique de glisser par-dessus la tubérosité de l'ischion, on pourrait la fixer avec un lacs de fil qu'on maintiendrait derrière le sacrum.

Ainsi placé, le bandage n'entrave aucunement les manœuvres du chirurgien : en effet, le grand trochanter reste largement à découvert ; en dedans, le champ est libre jusqu'au périnée ; en dehors et en arrière, jusqu'à la crête iliaque. Jordan Lloyd a employé deux fois ce pro-

(1) *The Lancet,* 26 mai 1883.

cédé hémostatique avec un plein succès, et deux de ses collègues, Bennett May et Spofforth, qui l'ont mis en pratique à son instigation, n'ont eu qu'à se louer de son emploi. La perte de sang a toujours été minime. Il est vrai qu'ils avaient adopté le procédé opératoire de M. Furneaux-Jordan, dans lequel l'incision circulaire des parties molles se fait à un niveau très-bas, ce qui laisse toute liberté d'allure à l'opérateur, malgré la présence de la bande élastique.

Pour être définitivement jugé, ce procédé demande encore la sanction de l'expérience ; mais on voit déjà qu'il est malaisé d'appliquer convenablement la bande élastique, et surtout de la maintenir exactement en place.

De plus, son efficacité nous paraît contestable ; sans doute, la partie antérieure de la cuisse pourra être ischémiée, si l'on place, comme Lloyd, le globe d'une bande sur l'iliaque externe. Mais les vaisseaux de la région fessière? Outre que la profondeur de leur situation réclame une constriction énergique, dès que la tête du fémur sera sortie de sa cavité il n'y aura plus de plan résistant contre lequel ils puissent être comprimés, et l'hémorrhagie sera à craindre.

Nous venons de parcourir rapidement la série des divers procédés préconisés en vue de l'hémostase préliminaire. Les procédés d'acupressure élastique de J. Spence, Poncet, Trendelenburg, pourraient peut-être rentrer dans cette catégorie ; mais, comme ils se rattachent aussi bien à l'hémostase opératoire, nous aimons mieux renvoyer leur description à la seconde partie de notre travail.

On voit combien tous les moyens d'hémostase préventive sont précaires ; tout en modérant, à des degrés divers, l'écoulement sanguin, pas un ne met sûrement à l'abri de l'hémorrhagie, et, tout en blâmant le chirurgien qui négligerait d'en assurer le bénéfice à son malade, bien imprudent serait celui qui se reposerait sur eux avec une entière confiance. C'est donc au cours même de l'opération que le chirurgien doit pourvoir à l'hémorrhagie qui menace de se produire.

CHAPITRE III

HÉMOSTASE PENDANT L'OPÉRATION

MÉTHODES OPÉRATOIRES

M. Farabeuf(1) a compté plus de 45 procédés d'amputation coxo-fémorale, sans parler de la méthode de Verneuil. Mais ces procédés ne répondent plus aux aspirations de la chirurgie moderne. Ils avaient leur raison d'être à une époque où les chirurgiens, privés des bienfaits de l'anesthésie et n'ayant pas à leur disposition les moyens hémostatiques modernes, étaient obligés d'aller vite pour économiser les souffrances et le sang de leurs malades. Ils n'ont plus qu'un intérêt historique, aujourd'hui que la douleur est supprimée et que nous possédons de précieux agents d'hémostase. « Il ne faut pas, dit Ollier(2), se laisser éblouir par la rapidité du bistouri. Désarticuler une épaule ou une hanche en quelques secondes peut être un jeu innocent à l'amphithéâtre, mais n'est pas une manœuvre acceptable par un chirurgien. »

Nous ne dirons pas un mot des anciens procédés qui font dépendre le succès d'une question de rapidité.

La méthode de Verneuil, la méthode circulaire modifiée avec ou sans amputation préalable, et la méthode que M. le professeur agrégé Chalot propose d'appeler méthode de la double acupressure élastique,

(1) *Société de chirurgie*, 1878.
(2) *Revue de chirurgie*, 1882.

méritent seules de fixer notre attention. Ce sont celles qui seules donnent de sérieuses garanties de succès, car elles se préoccupent au premier chef d'économiser le sang des malades.

I. — MÉTHODE DE VERNEUIL

M. Verneuil a été l'un des premiers et l'un des plus ardents à réagir contre les anciennes méthodes, où la rapidité d'exécution était la qualité maîtresse ; « contre cette chirurgie expéditive, dit Rochard, qui fait tomber les membres en trois coups de couteau, comme un bûcheron abat un arbre en trois coups de cognée. » Convaincu que la perte de sang avant ou pendant l'opération était responsable de la plupart des morts immédiates ou rapides, et persuadé, d'un autre côté, que les anciens procédés d'hémostase étaient impuissants pour maîtriser l'hémorrhagie, il se préoccupa de trouver une méthode qui lui permît avant tout d'économiser le sang de l'opéré. Il substitue le bistouri au couteau, et abandonne les procédés expéditifs pour une méthode moins rapide et moins brillante, mais plus chirurgicale. Déjà, en 1864, devant la Société de chirurgie, il pose le principe suivant, qui résume sa méthode : extirper le membre inférieur comme s'il s'agissait d'extirper une tumeur.

Il divise les chairs à petits coups, et lie successivement tous les vaisseaux qui se présentent sous le bistouri. Les paquets vasculo-nerveux se trouvent tous dans les interstices musculaires, et, après la section de chaque plan faite avec précaution, les fibres musculaires se rétractant d'elles-mêmes, laissent à découvert le paquet des vaisseaux sous-jacents, qu'il coupe entre deux ligatures pour ne pas perdre une goutte de sang. Les artères intramusculaires sont liées aussitôt après leur ouverture.

M. Verneuil a définitivement adopté le procédé ovalaire antérieur ou en raquette antérieure. C'est celui qu'il recommande dans tous les cas où la nature et l'étendue des lésions le permettent.

Voici en quels termes M. Verneuil décrit le manuel opératoire, le
30 octobre 1877, devant ses collègues de l'Académie de médecine :

« Le membre est ischémié dans sa partie inférieure autant que le
permettent l'état des tissus et la nature du mal, et le chloroforme est
administré.

» 1er *temps*. — Avec un bon bistouri à manche fixe, incision de 5 à
6 centim., partant à un travers de doigt de l'arcade crurale et descen-
dant le long de la face antérieure de la gaîne des vaisseaux fémoraux.
De la terminaison inférieure de cette incision, porter le couteau en
dehors et en bas, croiser obliquement la face externe du grand trochanter près de sa base et arriver au pli fessier. Suivre ce pli trans-
versalement, puis parvenir à la face interne de la cuisse; remonter
obliquement en haut, à deux bons travers de doigt du pli génito-
crural, puis en dehors, pour aller rejoindre le point de départ. Cette
incision ne comprend que la peau et le tissu cellulaire sous-cutané.
On lie, chemin faisant, les vaisseaux divisés.

» 2me *temps*. — Ouverture de la gaîne des vaisseaux fémoraux; dé-
nudation et isolement de l'artère; recherche de la bifurcation, passage
sous le vaisseau de deux fils : l'un supérieur, pour lier méthodiquement
et soigneusement la fémorale commune au-dessus de la fémorale profonde ; l'autre, inférieur, pour lier en masse les deux branches de la
bifurcation, afin de prévenir le retour du sang par les anastomoses.
Section de l'artère entre les deux ligatures. Isolement et double ligature de la veine fémorale, puis section.

» 3e *temps*. — Section des muscles, en commençant par le côté externe ou interne ; en dedans, après avoir coupé les adducteurs superficiels, à l'union de la portion charnue avec la portion tendineuse,
aller à la recherche des vaisseaux obturateurs, très-faciles à découvrir
dans l'espace conjonctif qui les recèle. Lier à l'avance le paquet vasculaire, diviser le pectiné et le psoas au niveau du col du fémur, en ayant
soin de lier les vaisseaux qui les traversent. En dehors, après avoir
coupé le couturier et le fascia lata, on arrive au grand trochanter, et,

portant la cuisse dans l'adduction, on coupe de dedans en dehors les muscles qui s'insèrent à cette éminence.

» *4ᵉ temps.* — L'articulation est ouverte en avant, et la tête du fémur est détachée de la capsule et des tendons.

» *5ᵉ temps.* — Il ne reste plus qu'à couper les parties molles postérieures. On laisse pendre le membre en dehors de la table, et, faisant marcher le bistouri à petits coups, on sectionne les muscles qui s'insèrent à l'ischion. On procède lentement, de façon à pouvoir lier l'ischiatique et la fessière, ou tout autre vaisseau qui donne du sang. »

Le côté nouveau de la méthode de Verneuil est, d'une part, dans la recherche et la ligature des principaux vaisseaux avant de les ouvrir, et, d'autre part, dans la suppression de toute compression préventive, que ce chirurgien rejette en raison des dangers de phlébite. Que faut-il penser de cette méthode ? Elle a été accueillie assez froidement à l'Académie de médecine. MM. Rochard, Maur, Perrin, Legouëst, tout en reconnaissant les avantages incontestables de ce procédé au point de vue de l'hémostase, insistent vivement sur les difficultés et la longueur de l'exécution. Rechercher les vaisseaux sans avoir pour guide des rapports anatomiques précis, n'est-ce pas s'exposer à ne pas les trouver, ou à faire des délabrements inutile pour arriver sur eux ? En tout cas, c'est compliquer et prolonger outre mesure une opération qui peut être faite plus rapidement et sans exposer à une perte de sang plus considérable.

De l'aveu même du chirurgien de la Pitié, l'opération ainsi faite dure de 20 à 25 minutes, et on peut admettre qu'entre des mains moins habiles, cette durée sera souvent doublée. Sans doute, la pratique de l'anesthésie a permis, dans les cas ordinaires, de ne plus compter avec le temps ; mais, dans une opération aussi redoutable que la désarticulation de la hanche, n'ajoutera-t-on pas de graves chances d'insuccès en prolongeant l'action opératoire, qui, en dépit du chloroforme, ne manquera pas d'épuiser la vitalité du patient, et de produire un ébranlement nerveux dont on prévoit les fâcheuses conséquences. Tous les chirurgiens savent parfaitement que ces conditions favorisent à un haut degré le shock opératoire.

Et, d'un autre côté, il est permis de se demander si M. Verneuil atteint réellement le résultat qu'il a surtout en vue, l'épargne du sang. Sans doute on n'a pas d'hémorrhagie en jet, les artères principales étant coupées entre deux ligatures ; mais, comme le fait remarquer M. Le Fort, on ne peut lier, pendant la dissection, que les vaisseaux d'une certaine importance, on ne peut s'opposer à cette hémorrhagie en nappe fournie par les petites artérioles. Or, si l'on songe que l'opération ne dure jamais moins de 25 minutes et se prolonge souvent bien au delà de ce terme, on peut se demander si l'hémorrhagie par les très-petits vaisseaux ne compensera pas l'avantage de la ligature immédiate ou préalable des artérioles un peu volumineuses.

Une autre objection qu'on n'a pas manqué de faire, c'est l'irrégularité de la plaie obtenue par ce procédé ; on comprend sans peine que cette dissection lente et laborieuse, au moyen d'un bistouri qui agit par petits coups, doit taillader les muscles et donner une surface traumatique anfractueuse, seulement faite pour le pansement ouvert qu'a adopté M. Verneuil, mais qui est rejeté par la plupart des chirurgiens.

A l'époque de sa communication à l'Académie de médecine, M. Verneuil avait pratiqué quatre fois la désarticulation de la hanche, pour affections chroniques, avec un seul succès. Depuis qu'il a adopté définitivement le procédé en raquette antérieure et le pansement ouvert, il a pratiqué trois nouvelles opérations de ce genre avec un seul insuccès, et encore s'agissait-il d'une désarticulation traumatique.

M. Verneuil a eu de rares imitateurs. Rose (de Zurich), Ledentu et Gross (de Nancy), sont les seuls qui, à notre connaissance, aient mis sa méthode en pratique. Et encore le procédé de Rose diffère-t-il de celui du chirurgien français par la direction qu'il donne aux incisions (il fait l'opération à deux lambeaux), et par ce fait que le chirurgien de Zurich se contente de lier les vaisseaux à mesure qu'il les coupe, au lieu de les rechercher avant de les couper.

5

En Angleterre et en Allemagne, la méthode de Verneuil a passé complétement inaperçue.

Burscher (1) n'en parle pas dans sa thèse inaugurale, où il passe cependant en revue les procédés les plus récents de désarticulation coxo-fémorale. Il n'y est pas fait une seule allusion dans les diverses sociétés médicales d'Angleterre, où cette question a été, ces dernières années, l'objet de nombreuses discussions. (*Clinical Society of London*, 1880, 1883, 1885; *Medico-chirurg. Society of Edinburgh*, 1884.)

Le seul auteur qui en fasse mention, William Stokes (de Dublin) (2), l'apprécie en ces termes : « Je dois déclarer hardiment que la longueur de l'opération doit ajouter beaucoup à sa gravité ; mais, en vérité, il est inutile de critiquer un procédé que pas un chirurgien aujourd'hui ne songerait à employer, et, n'était la notoriété des chirurgiens qui ont préconisé cette méthode, je n'en aurais certes pas dit un mot. »

Malgré la gravité des objections qu'on lui oppose, la méthode de Verneuil est loin d'être sans valeur ; elle offre des garanties contre l'hémorrhagie, et constitue un sérieux progrès contre les méthodes anciennes. Mais les difficultés de son exécution l'empêcheront de se généraliser ; elle doit céder le pas à de nouveaux procédés, qui à une grande facilité d'exécution unissent une sécurité beaucoup plus grande au point de vue de l'hémostase.

Nous croyons devoir consacrer ici quelques lignes à la description du procédé que préconise M. Farabeuf (3), simple modification de celui de M. Verneuil. Comme ce dernier, M. Farabeuf est partisan des méthodes lentes, et le meilleur procédé lui paraît être aussi la raquette antérieure, qui donne plus de facilité pour la désarticulation.

Il fait la ligature préalable des vaisseaux fémoraux; mais, reconnaissant que la recherche des artères, comme le fait Verneuil, n'est pas à

---

(1) Burscher, thèse de Berlin, 1882.
(2) *The Dublin Journal of medic. sciences*, avril 1882.
(3) *Société de chirurgie*, 6 mars 1878.

la portée de tous, il conseille, quand on est arrivé sur le fémur au moyen de l'incision antérieure, de séparer les muscles de l'os avec un détache-tendons, de raser l'os, d'énucléer, en quelque sorte, l'extrémité supérieure du fémur ; c'est une sorte de désarticulation parostale. De cette façon, on n'intéresse que les dernières ramifications des branches artérielles de la fesse, et on maîtrise ainsi facilement l'hémorrhagie.

II. — MÉTHODE CIRCULAIRE A FENTE EXTERNE OU RAQUETTE EXTERNE MODIFIÉE

Proposée par Ravaton dès 1768, la méthode circulaire a été employée depuis par une foule de chirurgiens, Alanson, Abernethy, Sanson, Cornuau, Græfe, etc. Mais ce n'est que de nos jours que, préoccupés de l'épargne du sang, les chirurgiens ont su en tirer parti, et, en introduisant quelques modifications dans le manuel opératoire, lui donner une valeur réelle au point de vue de l'hémostase. Nous décrirons successivement :

1° L'opération dédoublée de Pitha, Esmarch, Volkmann ;
2° Le procédé de M. Furneaux-Jordan ;
3° Le procédé d'amputation sous-périostée d'Ollier.

1° *Désarticulation par la méthode circulaire dédoublée.* — Ce procédé, employé par Esmarch (1), R. Volkmann, en Allemagne, par Bradfort en Amérique, consiste d'abord à pratiquer l'amputation à la partie supérieure de la cuisse, puis la désarticulation.

a). — Ischémie artificielle du membre à l'aide de la bande élastique, et constriction avec le tube élastique à la racine de la cuisse.

b). — Division circulaire jusqu'à l'os de toutes les parties molles, à 0,12 centim. au-dessous du grand trochanter. L'os est ensuite scié.

(1) Esmarch, *op. cit.*

c). — Ligature au catgut des vaisseaux, artères et veines.

d). — Si l'on n'a pu recourir à l'exsanguification artificielle, dit Esmarch, il est prudent, avant de diviser circulairement les chairs, de mettre à nu, par une incision longitudinale, l'artère et la veine dans le triangle iléo-fémoral, de les serrer sur deux points avec des pinces à verrou, entre lesquelles on les coupe ; on lie les bouts inférieurs, et les supérieurs sont attirés en haut, jusqu'à ce que l'opération soit terminée.

e). — Lorsque, après l'enlèvement du tube de caoutchouc, toute hémorrhagie a cessé, un grand couteau est enfoncé perpendiculairement à 5 centim. au-dessus du grand trochanter, sur la tête du fémur, pour descendre de là, en passant sur le milieu du grand trochanter, jusque sur l'incision circulaire, en divisant toute l'épaisseur des parties molles.

f). — L'opérateur saisit avec un fort davier, au milieu du moignon, l'extrémité de l'os, fait écarter par des aides les bords de l'incision verticale, et décolle tout autour le périoste avec une rugine, jusqu'à ce qu'il arrive sur de solides insertions musculaires, qu'on sépare de l'os avec un fort couteau.

g). — Quand on a de la sorte isolé l'os jusqu'à la capsule articulaire, celle-ci est ouverte par une incision transversale, et on désarticule la tête du fémur. Dans ce temps de l'opération, l'hémorrhagie est d'ordinaire insignifiante.

Ce procédé donne beaucoup de facilité à l'opérateur pour faire l'hémostase définitive de la surface inférieure d'amputation.

Il a été employé en Angleterre par le professeur Annandale, par John Duncan, G. Miller (1). Toutefois Miller fait remarquer que la section du fémur à la partie supérieure a l'inconvénient de priver

(1) *Medico-chirurg. Society of Edinburgh*, 5 mars 1884.

l'opérateur d'un bras de levier pour la désarticulation, qui offre parfois de grandes difficultés avec l'incision externe.

2° *Procédé de M. Furneaux-Jordan.* — M. Jordan commence par l'incision externe, désarticule, et ne pratique l'incision circulaire qu'en dernier lieu. Ce procédé, qu'il a décrit comme nouveau en 1879 (1), avait sans doute été employé avant cette époque ; il y a cependant un côté nouveau dans le procédé du chirurgien anglais, c'est le niveau où porte l'incision circulaire. Voici le manuel opératoire :

1° Incision longitudinale le long du bord externe du fémur, s'étendant de quelques centimètres au-dessus du grand trochanter jusque vers la partie moyenne de la cuisse. Cette incision, comprenant toute l'épaisseur des parties molles, permet d'arriver sur la tête du fémur sans intéresser aucun vaisseau important, à condition toutefois de ne pas remonter trop haut au-dessus du grand trochanter, où l'on risquerait d'ouvrir une branche de la fessière.

2° Après avoir incisé la capsule articulaire, on désarticule la tête de l'os, en se servant comme bras de levier du fémur, que l'on porte dans l'abduction et la rotation en dehors. On coupe le ligament rond, puis on détache l'os de ses insertions musculaires. Si l'on a soin de raser le périoste avec un détache-tendons, et de ne couper les muscles qu'au niveau de leurs insertions sur le fémur, on se rend aisément maître de l'hémorrhagie, à l'aide de quelques ligatures et de liquides hémostatiques.

3° Une fois la partie supérieure du corps de l'os libre de ses attaches, l'opération se réduit à une amputation circulaire de la cuisse. Jordan savait parfaitement que tout le danger de l'hémorrhagie vient des branches de l'hypogastrique ; aussi conseille-t-il de faire l'incision circulaire le plus bas possible, à quelques centimètres à peine au-dessus du milieu de la cuisse. A ce niveau, on ne trouve que de fines artérioles, les derniers ramuscules de la fessière, de l'ischiatique et de

(1) *The Lancet,* 1879.

l'obturatrice, qui se sont épuisées dans les masses musc ulaires de la fesse. Quant à l'artère fémorale, il est facile de la comprimer et de la lier aussitôt après l'incision circulaire, ou de la couper entre deux ligatures.

Sous le nom de méthode de Jordan, ce procédé est entré dans la pratique des chirurgiens anglais, qui l'ont combiné le plus souvent avec l'emploi du levier de Davy. Quelques-uns y ont apporté de légères modifications. C'est ainsi que Roderick Maclaren (d'Édimbourg)(1) trouve à la fois plus commode et plus expéditif de commencer par l'incision circulaire sans scier le fémur, et de désarticuler en dernier lieu, quand on a complétement arrêté tout écoulement de sang. Les résultats donnés par ce procédé opératoire sont des plus satisfaisants. Sur 25 cas de désarticulations pathologiques réunis par le Dr Maclaren et communiqués à la *Medico-chirurgical Society of Edinburgh,* le 5 mars 1884, ce chirurgien a noté seulement 6 décès, soit une mortalité de 24 0/0.

Plus récemment encore, Lewis Marshall (de Nottingham) (2), rapporte six nouveaux cas où il a employé ce procédé, concurremment avec la bande d'Esmarch et le levier de Davy, sur des enfants de trois à onze ans; un seul des patients est mort d'hémorrhagie opératoire.

La méthode de F. Jordan n'est pas aussi nouvelle que le prétend son auteur; elle avait été déjà décrite sur le continent. Le procédé indiqué par Guyon en 1878(3), et employé par lui depuis plusieurs années déjà, ressemble étrangement à celui du chirurgien anglais.

« J'abaissais une incision perpendiculaire commençant au milieu de l'espace qui sépare la crête iliaque du grand trochanter, de manière à passer en plein centre de cette apophyse..... Je séparais, en rasant le fémur, les insertions musculaires ; je dénudais le corps de l'os dans son tiers supérieur..... Je procédais, dès lors, à la désarticulation......

(1) *Edinburgh medic. Journal,* p. 992, 1884.
(2) *British med. journ.,* 18 avril 1885.
(3) *Société de chirurgie,* 6 février 1878.

Incision circulaire de la peau, ligature de la fémorale.......La section des muscles était alors achevée rapidement à plein tranchant. »

C'est en ces termes que s'exprimait M. Guyon devant la Société de chirurgie en 1878. Il faisait remarquer que, de la sorte, on ne coupait que les dernières divisions des artères de la fesse.

On le voit, M. Furneaux-Jordan s'est inspiré des mêmes idées que M. Guyon, et son procédé paraît calqué sur celui du chirurgien français.

A la même époque, M. Maurice Perrin fit connaître à ses collègues de la Société de chirurgie un procédé analogue, qu'il emploie depuis plus de vingt ans au Val-de-Grâce. C'est toujours le procédé en raquette externe, basé sur le même principe : détacher les muscles près de leurs insertions, énucléer l'extrémité supérieure du fémur, dans le but de respecter les grosses branches de l'obturatrice de la fessière et de l'ischiatique.

Pour en revenir au procédé de Jordan, disons qu'à côté d'avantages hémostatiques qu'on ne saurait lui contester, on lui a reproché de prolonger l'opération et de donner un moignon difforme, peu apte à l'application d'un appareil prothétique. La première objection n'est pas sans fondement; Roderick Maclaren (1) a pu se convaincre, par des expériences sur le cadavre, que le manuel opératoire était en effet plus long que dans la méthode à lambeau, probablement à cause de la difficulté de la désarticulation par la fente externe. Quant à la difformité du moignon, résultant de l'exubérance des parties molles, elle ne serait que temporaire, les masses musculaires ne tardant pas à se rétracter. Au reste, il serait imprudent d'appliquer ce procédé dans les cas de tumeur maligne, alors qu'on doit enlever le plus possible de parties molles, afin de se mettre en garde contre la récidive.

3° *Désarticulation sous-périostée.* — Nous croyons devoir consacrer ici quelques lignes à un dernier procédé, préconisé surtout au

(1) *Edinburgh medic. Journ.*, p. 992, 1884.

point de vue de l'hémostase, la désarticulation sous-périostée décrite par Ollier (de Lyon) (1), et pratiquée pour la première fois en 1881, par James Shuter (2), à l'hôpital St-Bartholomew, de Londres, avec plein succès du reste. On arrive sur la tête du fémur au moyen d'une incision longitudinale passant par le grand trochanter, le seul point par lequel l'articulation soit accessible, sans intéresser de vaisseau important. On détache l'insertion de la capsule sur le col du fémur, et, avec une rugine, on décolle le périoste dans le tiers supérieur du fémur, puis on incise circulairement les parties molles.

Ce procédé paraît avantageux au double point de vue de l'hémostase et des conséquences de l'opération. On comprend sans peine que la perte de sang soit considérablement diminuée, puisqu'on ne divise que les artérioles qui s'enfoncent dans le corps de l'os, après s'être tamisées à travers le périoste.

L'aire de la plaie ne comprend que l'étendue de la gaîne périostique et la surface de section inférieure des chairs, au lieu de la surface irrégulière et accidentée, formée par l'inégale rétraction des muscles.

Nous ne ferons que mentionner les précieux avantages que présente, au point de vue de la prothèse, la possibilité d'obtenir un moignon résistant et mobile par la régénération partielle du tissu osseux ; ce résultat ne sera probablement pas rare chez les jeunes enfants. Il a été obtenu dans le cas de Shuter, où il s'agissait d'un jeune homme de dix-huit ans.

Malheureusement, outre les difficultés de son exécution et la longueur du manuel opératoire, ce procédé sera inapplicable dans les cas de lésions organiques des os ; la crainte de la récidive ne permettra pas au chirurgien de laisser dans la plaie un tissu qui ne manquerait pas de reproduire la lésion primitive. Or les cas de désarticulation pour tumeur maligne des os sont assez fréquents pour restreindre singulièrement l'emploi de l'amputation sous-périostée.

(1) *Revue de chirurgie*, 1882.
(2) *The Lancet*, 17 février 1883.

Nous venons de parcourir la série des divers procédés de désarticulation par la méthode circulaire modifiée, employés dans ces dernières années, et tous inspirés par une même idée : l'épargne du sang. Ils présentent tous, à divers titres, de sérieuses garanties de succès. Mais l'opération dédoublée d'Esmarch et Volkmann nous paraît devoir rallier les suffrages des chirurgiens dans la généralité des cas. C'est, sans contredit, le procédé qui assure le plus efficacement l'hémostase : la première partie de l'opération se fait complétement à sec, le tube étant en place, et c'est à peine si, dans le second temps, on doit perdre quelques gouttes de sang ; le calibre des artérioles intéressées permettra de maîtriser sans peine l'hémorrhagie.

Dans les autres procédés, au contraire, comme on commence par l'incision interne, on ne peut pas laisser en place le tube d'Esmarch, et, malgré la compression digitale, la division circulaire des parties molles risquera d'occasionner une perte de sang considérable.

En résumé, la méthode de l'opération dédoublée représente un progrès considérable au point de vue de l'épargne du sang, et c'est une opération recommandable, surtout si l'on plaçait la fente en avant, ce qui faciliterait le désemboîtement du fémur.

Mais, comme le fait remarquer M. Chalot, « outre la longueur du manuel opératoire, on peut lui reprocher d'être d'une application restreinte, identifiée comme elle est avec un seul et toujours même manuel opératoire, lequel ne répond pas à tous les besoins éventuels de la clinique. » Dans les cas de tumeur de la cuisse, par exemple, le siége de la tumeur rendra souvent impossible l'application du tube élastique à la racine du membre ; dans ces deux cas aussi, on sera souvent obligé, par crainte de récidive, de ne conserver qu'un lambeau cutané, ce que ne permet pas le procédé pont nous parlons. Il sera également impraticable dans la plupart des amputations pour causes traumatiques, car toute lésion traumatique nécessitant cette grave mutilation aura intéressé les parties molles dans un point trop élevé pour qu'on puisse pratiquer l'incision circulaire à un niveau aussi bas que l'exige ce procédé.

6

Si l'on pratique l'incision circulaire trop près du tube élastique, il arrive qu'après la section de l'os, à cause de la disposition conique du haut de la cuisse, le tube glisse vers le bout du moignon, la compression des artères est incomplète, et la ligature, devant porter au niveau même où agit le tube constricteur, devient très-difficile. C'est ce qui arriva à Trendelenburg (1), en 1878 : sa malade subit une perte de sang considérable. Aussi, depuis lors, ce chirurgien a-t-il renoncé à cette méthode pour adopter le procédé que nous allons décrire.

III. — MÉTHODE DE LA DOUBLE ACUPRESSURE ÉLASTIQUE

Il y a quelques années à peine, a paru, en Angleterre d'abord, puis en France et en Allemagne, une nouvelle méthode d'hémostase, dont l'emploi ne s'est pas encore généralisé, mais qui paraît destinée à détrôner les méthodes universellement adoptées jusqu'ici.

Cette méthode, que M. le docteur Chalot propose d'appeler méthode de la double acupressure élastique, consiste, avant d'opérer, « à diviser les parties molles périarticulaires en deux zones de constriction hémostatique, au moyen d'une ou deux longues broches d'acier, qui traversent la racine du membre au ras du col de fémur, dans le sens horizontal ou vertical, et contre lesquelles on serre les parties molles avec des tubes ou bandes élastiques. On fait l'hémostase définitive après l'ablation totale du membre. »

Décrite pour la première fois par Newman (de Glascow), cette méthode a été successivement employée avec divers perfectionnements par J. Spence, Poncet (de Lyon) et Trendelenburg. En terminant, nous consacrerons quelques lignes aux nouvelles modifications que M. le professeur Chalot propose d'y apporter.

Procédé de Newman. — C'est à un chirurgien anglais, Newman (2),

---

(1) *Archiv. für klinische Chir.*, Bd. 26, S. 858, 1881.
(2) *Glascow medic. Journ.*, octobre 1876.

avons-nous dit, que revient le mérite d'avoir, le premier, posé le prin
cipe de cette méthode opératoire.

En 1876, ce chirurgien donna la description d'un instrument de son
invention, avec lequel on serait, dit-il, parfaitement assuré contre la
perte sanguine. Il consiste en un grand couteau, dans l'épaisseur duquel sont creusées deux rainures (une sur chaque face) destinées à re-
céler deux tiges d'acier. A chacune des extrémités de ces tiges se trouve
un chas pour recevoir un crochet.

Avant de pratiquer l'amputation, le chirurgien plonge ce couteau à
la racine du membre, en passant immédiatement en arrière du col fémoral; le couteau est retiré, mais on laisse à sa place une des tiges
d'acier. Un fort cordon de caoutchouc, contournant la partie postérieure de la cuisse, est fixé aux deux extrémités de cette tige. Le lambeau postérieur est ainsi comprimé à sa racine.

Par une manœuvre analogue, on comprime à sa base le lambeau
antérieur, et l'on achève l'opération en taillant des lambeaux de dedans
en dehors, suivant la méthode classique: On peut ensuite lier les artères sans difficulté, avant d'enlever les tiges compressives.

L'auteur n'a pas eu l'occasion d'appliquer sa méthode sur le vivant, mais il l'a essayée sur le cadavre, et l'eau qu'il injectait avec une
grande force, par l'aorte, ne pouvait pas passer par la fémorale, tant
que les baguettes compressives étaient maintenues en place.

Procédé de Spence. — Le procédé de Newman était resté dans l'om-
bre ; aucun chirurgien n'avait songé à l'appliquer sur le vivant, lorsque
M. James Spence (d'Edimbourg) (1), en 1879, employa un procédé qui,
tout en différent de celui de Newman, repose sur le même principe.
Ayant à pratiquer la désarticulation coxo-fémorale sur un malade atteint de fistules de la hanche, il procéda de la façon suivante : les dif-
férents trajets qui siégeaient au côté externe furent réunis par une
même incision, qui permit d'arriver à la tête fémorale et de la réséquer, malgré quelques difficultés dues à un commencement d'ankylose.

(1) *The Lancet*, 20 septembre 1879.

Alors, suivant le trajet que parcourt le couteau dans le procédé par transfixion, on enfonça une forte broche, suffisamment longue pour dépasser les téguments, tant au côté externe qu'au côté interne. Au moyen d'une bande élastique appliquée entre les deux extrémités de la broche, on comprima les parties molles antérieures, absolument comme lorsqu'on applique l'acupressure à un vaisseau. Une deuxième bande comprima de même les parties postérieures. La taille des lambeaux fut alors exécutée ; c'est à peine s'il y eut un léger suintement sanguin. Après avoir pratiqué la ligature des artères à la surface des lambeaux, on desserra la bande ou le tube élastique, et on retira le stylet; une légère hémorrhagie en nappe suivit l'ablation des liens constricteurs.

Le procédé de Spence, on le voit, diffère de celui de Newman par l'emploi d'une seule tige, qui lui suffit pour faire l'hémostase en avant et en arrière.

Procédé de Poncet, de Lyon. — Quelques mois après la tentative de J. Spence, et sans avoir connaissance de l'opération du chirurgien anglais, M. A. Poncet (de Lyon) (1), employa un procédé tout à fait analogue. Il s'agissait d'opérer un enfant de quatorze ans, atteint d'un sarcome du fémur, et dans un tel état d'affaiblissement, que la moindre perte de sang eût pu avoir un résultat fatal.

M. Poncet fait l'amputation à deux lambeaux, antérieur et postérieur. Pour la taille du lambeau antérieur, après avoir introduit un couteau à double tranchant de dehors en dedans (procédé de Manec), il glisse sur le couteau resté en place une longue tige d'acier, aplatie et résistante, longue de $0^m,35$ centimètres, large de 0,018 millimètres et de 0,003 millimètres d'épaisseur. La tige sortant par les deux ouvertures, on jette entre les deux extrémités des huit de chiffre d'un gros lien élastique, qui comprime facilement le lambeau antérieur, lequel est alors taillé sans hémorrhagie, et on pratique facilement les ligatures

(1) *Lyon médical,* 29 février 1880.

nécessaires. M. Poncet, dans le cas actuel, dut en appliquer quinze sur le lambeau antérieur.

Cela fait, il ouvre l'articulation, et, avant de tailler le lambeau postérieur, il fixe la tige d'acier à la base et pratique l'hémostase absolument comme dans la première partie de l'opération. Il n'eut à placer que cinq ligatures dans le lambeau postérieur.

L'opération se termina sans écoulement appréciable de sang, quoiqu'il y eût un développement vasculaire anormal. Le malade mourut le douzième jour, d'infection purulente.

Procédé de Trendelenburg.— Le professeur Trendelenburg (de Rostok) (1), a communiqué au dixième Congrès allemand de chirurgie, en 1881, un nouveau moyen d'hémostase qu'il avait déjà employé depuis deux ans. Il est basé sur le même principe que ceux que nous venons de décrire et diffère à peine du procédé proposé par Newman, des idées duquel le chirurgien allemand paraît s'être inspiré. Seulement, au lieu d'appliquer simultanément les deux tiges comme le chirurgien de Glascow, Trendelenburg n'emploie qu'une seule tige, qu'il place successivement en avant et en arrière du col du fémur. Voici, du reste, le manuel opératoire :

On prend une tige d'acier de 0,38 centimètres de longueur, de 0,006 millimètres de largeur, à faces convexes et légèrement bombées au lieu d'être aplaties, ayant 0,002 millimètres d'épaisseur au milieu, à bords mousses, et munie d'une pointe de 0,003 centimètres, en forme de lance, pointe qu'on peut enlever à volonté.

On enfonce obliquement la tige à travers les parties molles, par le même chemin que parcourt le couteau à double tranchant dans la méthode de Lisfranc, mais 2 centimètres plus haut. La tige entre donc à 4 centimètres environ au-dessous de l'épine iliaque antérieure et supérieure, passe entre l'artère fémorale et la tête du fémur, et sort dans le pli du scrotum.

(1) *Archiv. für klin. Chir.*, 858, 1881.

On enlève alors la pointe de la tige, et, avec un tube ou une bande élastique, on forme des huit de chiffre entre les deux extrémités de la tige, en passant en avant de la cuisse.

Par ce moyen, les gros vaisseaux de la cuisse et de toutes les parties molles situées en avant de l'article sont parfaitement comprimés.

On introduit alors le couteau de Lisfranc à 1 ou 2 centimètres au-dessous de la tige, et on taille par transfixion le lambeau antéro-interne. Si on a eu la précaution d'exsanguifier le membre par la bande d'Esmarch, ce qu'on ne doit jamais, négliger, il ne s'écoule qu'une légère quantité de sang par le bout inférieur; il suffit, pour l'arrêter, de quelques ligatures. Le lambeau antérieur formé, on lie l'artère et la veine fémorale, et quelques autres vaisseaux volumineux; on détache la bande de caoutchouc, on enlève la tige et on achève définitivement l'hémostase.

L'articulation étant alors à découvert, on incise obliquement la capsule en avant, on luxe la tête du fémur, on pratique la section du ligament rond et de la partie postérieure de la capsule, ce qui n'amène aucun écoulement sanguin; c'est tout au plus si les artères du ligament rond donnent quelques gouttes de sang.

On passe alors la tige d'acier obliquement derrière la tête du fémur, à travers les parties molles. La direction de la tige est parallèle à la position qu'elle occupait en avant. Le point d'entrée est situé à 2 centimètres environ en arrière du point où l'on enfonce le couteau dans le procédé de Lisfranc, et le point de sortie est au niveau de la tubérosité de l'ischion. Dans son parcours, la tige traverse l'articulation ouverte, à la partie inférieure du rebord cotyloïdien. En jetant des huit de chiffre d'un tube élastique entre les deux extrémités de la tige, à travers la face postérieure de la cuisse, on comprime les parties molles situées en arrière de l'articulation.

On introduit obliquement le couteau de Lisfranc derrière la tête du fémur, pour tailler un petit lambeau postérieur, et le membre est enlevé. Finalement on lie les artères de la fesse, puis la bande élastique et la tige sont enlevées.

Quel que soit le procédé employé, la méthode de la double acupressure élastique réalise un sérieux progrès en chirurgie, et, sans vouloir porter un jugement définitif sur une méthode qui n'a pas encore suffisamment reçu la sanction de l'expérience, nous pouvons affirmer qu'au point de vue de l'hémostase, elle laisse loin derrière elle les méthodes antérieurement connues. La constriction se faisant à la base des lambeaux, la compression est parfaite et met à l'abri de la perte de sang ; la tige ne risque pas de glisser, puisqu'elle se trouve dans un canal qu'elle a tracé elle-même, et que l'incision ne remonte pas tout à fait jusqu'à elle.

Th. Varick (1) a employé le procédé du professeur Trendelenburg, à St-Francis hospital, à Jersey, avec quelques légères modifications, et il le proclame de beaucoup supérieur aux anciennes méthodes. En appliquant la tige à la base du lambeau, il faut avoir soin de lui faire raser exactement le col du fémur, de peur de laisser, entre elle et le fémur, des artères qui échapperaient à la compression. C'est ce qui arriva à Varik : une des branches de la fémorale profonde se trouva en dehors de la zone de constriction, et son malade perdit un peu de sang.

Les avantages hémostatiques de cette méthode ne sont pas contestables. Toutefois, comme la compression ne se fait pas simultanément en avant et en arrière, du moins dans les procédés de Spence, Poncet et Trendelenburg, si l'on n'avait soin de laisser en place la bande d'Esmarch, en la faisant remonter aussi près que possible du champ opératoire, pendant qu'on taille le lambeau antérieur, il ne manquerait pas de se produire une hémorrhagie par le bout inférieur des vaisseaux divisés, grâce aux larges anastomoses qui unissent les artères de la fesse aux branches de la fémorale.

Une objection qu'on ne manquera pas de faire à ces divers procédés, c'est l'impossibilité de les appliquer à un certain nombre de cas. En effet, les procédés que nous avons décrits ne s'adaptent qu'à l'opé-

(1) Th. Varick, *American Journ. of the medical sciences*, octobre 1882.

ration à deux lambeaux charnus. Or il arrivera bien souvent que la nature de la lésion ne permettra pas au chirurgien de choisir ce mode opératoire. Qu'il s'agisse, par exemple, d'une tumeur maligne qui a envahi les masses musculaires du haut de la cuisse, on sera obligé de former un simple manchon cutané, ou de tailler deux lambeaux cutanés, ce que ne permettent pas les procédés que nous venons de citer.

Autre objection, qui ne paraîtra pas sans valeur, si l'on se rappelle la disposition de la région, et qui nous a frappé dans l'expérience que nous avons faite sur le cadavre et que nous rapportons plus loin : les anses élastiques embrassent la demi-circonférence de la racine du membre; or, à ce niveau, la cuisse est conique, son volume diminue rapidement à partir du pli de l'aine, et la partie moyenne de l'anse aura de la tendance à se glisser vers la partie inférieure, ce qui rendra très-incommode l'hémostase définitive.

Il fallait trouver un procédé qui, tout en offrant de sûres garanties au point de vue de l'hémostase, pût s'adapter à toutes les exigences de la pratique.

M. le professeur agrégé Chalot a dirigé ses recherches dans ce sens, et le procédé qu'il préconise nous paraît remédier aux inconvénients que présentent les procédés précédemment décrits. Il conseille d'utiliser deux broches, et de les croiser au-dessous du col du fémur; on enroulera les anses élastiques autour de l'une, l'autre arrêtera simplement le milieu des anses et les empêchera de glisser en bas. Nous allons emprunter textuellement à son ouvrage la description du manuel opératoire.

MANUEL OPÉRATOIRE

Memento anatomique. — Le bord supérieur du sourcil cotyloïdien est à 5 ou 6 centimètres au-dessous de l'épine iliaque antéro-supérieure, et correspond au niveau du bord supérieur du grand trochanter, à une profondeur de 5 centimètres environ, quand le membre est en extension et en position normales (point supérieur de détermination de l'interligne articulaire). Son bord tout à fait postérieur est au niveau de la partie moyenne du bord postérieur du grand trochanter, à une profondeur de 5 centim. environ, sur le trajet d'une ligne verticale qui commence à 8 centim. et demi environ en arrière de l'épine iliaque antéro-supérieure (point postérieur de détermination).

Son bord tout à fait antérieur est à 1 centim. en dehors de l'artère fémorale, dont il faut tracer la ligne indicatrice, et à 2 centim. au-dessous de l'arcade crurale, qu'il faut également tracer (point antérieur de détermination).

Enfin son bord inférieur est à 5 centim. au-dessus de la partie moyenne de la tubérosité ischiatique (point inférieur de détermination). La tête du fémur est entre les quatre points cardinaux indiqués.

Position du cadavre et circulation artificielle. — Le cadavre est attiré à une extrémité de la table, de façon que le siége déborde. Un aide soutient le membre à opérer, un autre écarte l'autre membre, qui est laissé pendant. On fait commencer la circulation artificielle.

Mensuration de la circonférence du membre. — On mesure cette circonférence au niveau même du pli fessier, dans un plan horizontal.

Mensuration de la longueur de l'étoffe du moignon. — On prend la mesure (rayon, diamètre) à partir du bord supérieur du grand trochanter, en ajoutant l'indice de rétraction, qui est de 0,03 centim. en avant et en dehors, de 0,05 centim. en arrière et en dedans.

OPÉRATION. — 1° *Procédé circulaire à fente antérieure.* — Après calcul du rayon et addition des indices de rétraction, tracer à la distance voulue un cercle oblique en bas, en dedans et en arrière. Tracer la fente, en la faisant commencer à 1 centim. au-dessus du point antérieur de détermination et en la conduisant un peu obliquement en dehors vers le fémur.

7

Exsanguifier le membre, soit par le refoulement avec la bande et le tube d'Esmarch, qu'on arrête à la partie moyenne de la cuisse, soit par l'élévation verticale. Transpercer la racine de la cuisse avec un broche, en la plongeant immédiatement au-dessus et en dehors du point antérieur de détermination, devant le col du fémur, et en la faisant sortir en arrière de la tubérosité ischiatique (on devine la pointe). Croiser cette broche par une autre qu'on introduit au-devant de la tubérosité ischiatique, qui passe sous le col du fémur et va sortir derrière le sommet du grand trochanter. Accrocher les anneaux de deux forts tubes de caoutchouc aux extrémités de la première broche, de façon que la racine du membre se trouve comprimée tout entière par deux anses élastiques. La seconde broche sert simplement à arrêter le milieu des anses. Enfin enlever le tube d'Esmarch, si l'on a préféré le refoulement à l'élévation verticale. L'hémostase préventive est ainsi terminée.

Par précaution, sur le vivant (on ne saurait être trop avisé pour une opération où l'épargne du sang est si difficile et pourtant si indispensable), on mettrait en place le compresseur aortique de Lister, ou mieux celui d'Esmarch, la pelote répondant à l'ombilic, et l'on se munirait d'un grand nombre de pinces hémostatiques.

Diviser la peau et le tissu sous-cutané en deux traits demi-circulaires, suivant le cercle tracé. Disséquer les téguments sur une hauteur uniforme de trois centimètres et les faire rétracter.

Diviser les muscles superficiels en deux traits, au ras de la section cutanée ; puis diviser les muscles profonds de la même manière jusqu'à l'os, au ras de la coupe des muscles superficiels, en dirigeant le tranchant un peu vers la racine du membre.

Entamer la fente suivant le tracé, et l'approfondir à grands traits dans toute la longueur, jusqu'à ce qu'on arrive en haut sous le muscle psoas-iliaque, en bas sur le fémur lui-même.

Pendant qu'un aide écarte avec les crochets les deux lèvres de la fente, et que celui qui soutient le membre le meut en divers sens, reconnaître par la vue et le toucher l'interligne articulaire, c'est-à-dire le rebord du bourrelet cotyloïdien. Fendre la capsule dans toute sa longueur, en commençant sur ce bourrelet du côté de l'éminence ilio-pectinée; puis débrider la lèvre postérieure aussi loin que possible, en rasant le bord du bourrelet : d'où la forme d'ouverture **7**. On pourrait aussi ouvrir la capsule par une incision en T.

Désemboîter la tête du fémur en faisant arriver l'air dans la cavité articulaire. Pour cela, empoigner le pied d'une main, le genou de l'autre; fléchir la jambe sur la cuisse et un peu la cuisse sur le bassin, puis mettre brusquement la cuisse en rotation externe et abduction en l'abaissant. La tête pourrait encore être dégagée par de fortes tractions exercées sur le col.

Diviser le ligament rond et réséquer la tête avec une scie à chaîne appliquée sur le membre, afin de déblayer le champ opératoire.

Enucléer le fémur de haut en bas, soit en décollant le périoste et détachant les tendons avec la rugine, soit en employant le couteau, et restant toujours le plus près possible de l'os.

Enfin faire l'hémostase définitive d'après les principes généraux, en parcourant avec le plus grand soin la surface traumatique et en oblitérant toutes les lumières des vaisseaux visibles, artères et veines de tout calibre, en premier lieu les vaisseaux fémoraux.

Le nombre des ligatures nécessaires varie beaucoup d'un sujet à l'autre ; il est toujours considérable.

Neurectomie: le grand nerf sciatique, après l'avoir bien isolé de son artère satellite, qu'il faut lier.

2° *Procédé mixte à deux lambeaux cutanés latéraux.* — Après mesure de l'étoffe, tracer deux lambeaux arrondis égaux, dont les bases correspondent, par leur limite antérieure, à 1ᵉ au-dessus du point de détermination antérieure, et par leur limite postérieure, au-dessus de la partie moyenne de la tubérosité ischiatique.

Faire l'hémostase préventive comme dans le procédé précédent; seulement la broche destinée à recevoir les anses élastiques sort en arrière entre les deux lambeaux, et la broche d'arrêt est placée dans un plan horizontal.

Diviser la peau et le tissu sous-cutané suivant le tracé.

Disséquer les deux lambeaux purement cutanés, jusqu'à 3 centim. des anses élastiques.

Diviser toutes les chairs en demi-cercle, à la base des lambeaux, jusqu'au col du fémur, en avant, en dedans et en bas, mais pas en arrière, ni au-dessus du grand trochanter.

Reconnaître la tête du fémur ; diviser la capsule articulaire en demi-cercle, puis luxer le fémur et couper le ligament rond.

Réséquer la tête du fémur, achever la section de la capsule articulaire ; puis, pendant qu'on attire en bas le membre, diviser au ras de l'os tous les tendons, tous les muscles périarticulaires, jusqu'à ce que le membre soit entièrement séparé.

Les heureuses modifications apportées par M. Chalot présentent un double avantage. En premier lieu, la tige d'arrêt empêche les anses élastiques de glisser ; la surface traumatique est largement étalée, et, les muscles étant coupés perpendiculairement, l'hémostase définitive devient très-facile.

En second lieu, les deux procédés indiqués par l'auteur suffisent à tous les besoins de la clinique.

L'expérience peut seule permettre de porter un jugement définitif ; mais d'ores et déjà nous sommes convaincu que ce procédé ne tardera pas à entrer dans la pratique des chirurgiens.

M. Chalot aurait été désireux de faire quelques expériences sur le cadavre ; nous n'avons pu en faire qu'une seule. L'opération a été faite d'après le manuel opératoire indiqué plus haut pour le procédé circulaire.

Après avoir marqué les points de repère aussi exactement que possible, les deux tiges d'acier arrondies et à pointe mobile ont été mises en place sans difficulté.

La circulation artificielle était obtenue de la manière suivante : de l'eau colorée en rouge par de la fuchsine, et placée dans un réservoir élevé, arrivait dans l'aorte par un tube de caoutchouc : la pression du liquide était ainsi assez forte.

Malgré l'imperfection des instruments employés, l'hémostase fut parfaite durant tout le cours de l'opération ; les vaisseaux furent liés sans difficulté à la surface de la plaie ; c'est à peine s'il se produisit un léger suintement, quand on retira les tiges et les tubes de caoutchouc.

CHAPITRE IV

Pour apprécier sainement la gravité de la désarticulation de la hanche, pour se faire une idée aussi exacte que possible de l'état actuel de la question, il faut ne tenir compte que des opérations pratiquées dans les conditions actuelles de la chirurgie, c'est-à-dire depuis une époque relativement récente.

C'est ce que nous avons essayé de faire en résumant, d'une façon très-succincte, tous les faits de la désarticulation coxo-fémorale que nous avons trouvés depuis 1876 jusqu'en 1884. Pour cela, nous avons parcouru toutes les revues françaises et étrangères que nous avons pu avoir entre les mains. Quelques faits empruntés à la statistique de John Ashhurst, et que nous n'avons pu contrôler, ont été puisés par l'auteur aux sources suivantes: *Virginia medical Monthl.*; *Medical and surgical Reporter*; *Surgery in Penns. Hospital*; *St George's Hospital Reports*; *Union médicale du Canada*; *New-York medical Re-*

cord ; Philadelphia medical Times ; Register [of Episcopal Hospital ; Wien med. Presse.

Plusieurs faits nous auront certainement échappé ; nous croyons cependant en avoir recueilli le plus grand nombre, puisque pendant cette courte période de huit ans nous en avons relevé plus de 150 cas.

On verra, par les résultats obtenus ci-dessous, que le chiffre de la mortalité s'est abaissé d'une manière notable. Il est vrai que la mortalité indiquée ne donne pas exactement le degré de gravité de l'opération, car, ici comme dans toutes les grandes opérations, tous les insuccès ne sont pas publiés.

Nous avons divisé les observations en plusieurs catégories, basées sur la nature de la lésion qui a exigé l'intervention chirurgicale :

1° Désarticulations pour maladies de l'articulation ;
2°   —   pour ostéite, périostite, ostéomyélite, carie, nécrose du fémur ;
3°   —   pour tumeurs ;
4°   —   pour causes pathologiques inconnues ;
5°   —   traumatiques.

Voici les résultats obtenus :

A. — Désarticulat. pathologiques : 140 cas. — Mortalité : 34,81 $^0/_0$.
B.   —   traumatiques : 13 cas. — Mortalité : 53,84 $^0/_0$.

Les groupes secondaires des désarticulations pathologiques donnent les résultats suivants :

1° Tumeurs........................... 50 cas. — Mortalité : 32,65 $^0/_0$.
2° Maladies de l'articulation.............. 52 cas. — Mortalité : 26,53 $^0/_0$.
3° Ostéite, ostéomyélite, nécrose du fémur.. 22 cas. — Mortalité : 23,80 $^0/_0$.
4° Causes inconnues.... .... 16 cas. — Mortalité : 75,00 $^0/_0$.

On le voit, la gravité de l'opération varie suivant la nature de la lésion. Les désarticulations consécutives aux maladies du fémur autres que les tumeurs sont de beaucoup les plus bénignes ; si les opérations pratiquées pour maladies de l'articulation sont plus graves, cela tient peut-être, comme le fait remarquer Hutchinson (1), à ce que les chirurgiens, effrayés par l'opération, ne se décident à intervenir qu'au dernier moment, alors que les malades sont déjà épuisés par la suppuration. Quant aux tumeurs, si elles aggravent le pronostic, cela tient, à notre avis, au développement anormal des vaisseaux de la région, ce qui augmente encore les difficultés de l'hémostase.

CONCLUSIONS

1o Le pronostic de la désarticulation de la hanche, quoique toujours grave, s'est notablement amélioré depuis quelques années, grâce au perfectionnement de l'hémostase et aux inestimables acquisitions qui ont tranformé l'art des pansements.

2° L'hémorrhagie opératoire étant la cause de mort la plus puissante, c'est contre elle que la chirurgie devra diriger ses efforts.

3° Les procédés de l'hémostase préventive employés jusqu'ici : compression de la fémorale, de l'iliaque externe ou primitive, de l'aorte, ligature préliminaire des vaisseaux fémoraux, sont tous illusoires; et, si le chirurgien doit les employer à titre de moyen adjuvant, il ne devra pas compter sur leur efficacité.

4° C'est aux procédés opératoires qu'il faut s'adresser pour éviter

(1) *British medical Journal,* 18 avril 1885.

l'hémorrhagie. Les anciens procédés, dans lesquels le succès dépend de la rapidité d'exécution, doivent être absolument rejetés.

5° La méthode de Verneuil, la méthode circulaire avec les divers procédés que |nous avons décrits, et en particulier la méthode circulaire dédoublée, offrent de sérieuses garanties contre la perte de sang.

6° La méthode de la double acupressure élastique, avec les modifications que nous avons signalées, nous paraît être le moyen le plus efficace pour combattre l'hémorrhagie.

OBSERVATIONS DE DÉSARTICULATION DE LA HANCHE

PRATIQUÉES DEPUIS 1876 JUSQU'EN 1884

I. — Désarticulation de la hanche pour maladies de l'articulation

---

Observation première.—Homme, vingt et un ans : coxalgie. Deux résections antérieures. Désarticulation à lambeaux antér. et postér. Compression digitale. Guérison. Mort, 18 mois après, de carie de l'os iliaque (Alexander, the Lancet, II, 1879).

Obs. 2. — Petit garçon, huit ans : coxalgie. Résection antérieure. Opération comme ci-dessus. Guérison (Alexander, Lancet, II, 544, 1879).

Obs. 3.—Garçon, onze ans : coxalgie abcès de l'articulation, lésions du fémur. Résection antérieure. Opération comme ci-dessus. Guérison (Alexander, loc. cit.).

Obs. 4. — Garçon, dix ans : coxalgie du côté droit. Résection antérieure. Opération à lambeaux antérieur et postér. Emploi du levier de Davy ; petite hémorrhagie. Mort le 9me jour, d'épuisement (Armstrong, British medical Journal, II, 687, 1879).

Obs. 5. — X…: coxalgie. Résection antérieure. Désarticulation. Mort quatre heures après (Barwell, British medical Journal, loc. cit.).

Obs. 6.— Homme, vingt-quatre ans : coxalgie. Résection antérieure. Opération par la méthode de Jordan. Guérison (Beddard, de Nottingham, Brit. med. Journ., 7 juin 1884).

Obs. 7. — X…: coxalgie. Résection antérieure. Guérison (Bellamy, Brit. med. Journ., II, 624, 1880).

Obs. 8. — Petite fille, treize ans : coxalgie. Nécrose du fémur et de l'os iliaque ; abondante suppuration, avec perforation de la cavité cotyloïde. Opération par le procédé de Furneaux-Jordan. Guérison, avec persistance de quelques fistules (Bennet May, Brit. med. Journ., 7 juin 1884).

Obs. 9. — Enfant, huit ans : coxalgie, carie de la tête du fémur. Résection

8

en juillet 1883 ; suppuration, diarrhée. Opération par la méthode dédoublée. Guérison (Bradfort, Boston med. and surgical Journal, 13 mars 1884).

Obs. 10.— Enfant, sept ans : coxalgie. Désarticulation, emploi du levier de Davy. Guérison (Cowell, Brit. med. Journ., II, 685, 1879).

Obs. 11.— Enfant, 5 ans : arthrite suppurée, fistules de la hanche droite, à la suite d'une chute. Opération à deux lambeaux cutanés antér. et postér. Compression aortique avec le tourniquet. Pelote compressive sur la veine fémorale du côté opposé, suivant le procédé de J. Bell. Un peu d'hémorrhagie. Guérison (Th. Chavasse, Brit. med. Journ., 3 mai 1884).

Obs. 12.— Homme, trente ans : arthrite de la hanche gauche. État général mauvais. Opération par le procédé de Jordan. Hémorrhagie de 150 grammes environ. Mort 43 heures après, de shock, dit l'auteur (Th. Chavasse, loc. cit.).

Obs. 13. — Homme : arthrite ancienne. Désarticulation ; levier de Davy ; perte de sang peu considérable. Résultat inconnu. Au moment de la publication de l'observation, 10 jours après l'opération, le malade était dans un état satisfaisant (Cowell, Brit. med. Journ., 20 octobre 1883).

Obs. 14. — Enfant, neuf ans : coxalgie, perforation de la cavité cotyloïde. Lambeau antérieur ; levier rectal. Guérison (R. Davy, Brit. med. Journal, I, 704, 1878).

Obs. 15.— Enfant, 5 ans : coxalgie. Résection, dégénérescence amyloïde des viscères, albuminurie. Désarticulation ; levier de Davy. Guérison (R. Davy, Brit. med., Journ. II, 685, 1879).

Obs. 16. — Jeune homme, seize ans : arthrite suppurée, fistules de la hanche, à la suite d'une chute à l'âge de cinq ans. Mauvais état général. Opération par la méthode circulaire à fente externe ; compression de l'aorte. Guérison (David Foulis, Lancet, 24 novembre 1877).

Obs. 17.— X...: coxalgie. Résection antérieure. Guérison (Garden, Brit. med. Journal, I, 626, 1880).

Obs. 18.— X...: coxalgie. Résection antér. Guérison (J. Gay, Lancet, I, 787, 1878).

Obs. 19.— Homme, vingt-huit ans : coxalgie avancée. Résection antérieure. Opération par la méthode ovalaire ; levier de Davy. Mort le 4me jour ; thrombose des veines du côté opposé, remontant jusqu'à l'iliaque (Pearce Gould, Lancet, 21 décembre 1878).

Obs. 20. — X...: coxalgie. Opération à deux lambeaux. Résultat inconnu (Hugues, Brit. med. Journal, II, 993, 1880.)

Obs. 21. — Enfant, sept ans : coxalgie, luxation du fémur. Résection, et aussitôt après, vu le mauvais état des parties, désarticulation par la méthode circulaire à fente externe ; hémorrhagie faible. Guérison. (Johnen, Deutsche Zeitschr. für Chir., IX, 1878.)

Obs. 22. — Jeune homme, dix-neuf ans : maladie de l'articulation. Résection. Opérat. par le procédé de l'auteur. Mort. (Furneaux-Jordan, Brit. med. Journ., 7 juin 1884.)

Obs. 23. — Jeune fille, dix-sept ans: maladie de l'articulation. Même procédé d'opération que ci-dessus. Mort. (F. Jordan, *loc. cit.*)

Obs. 24. — Enfant, onze ans : maladie de l'articulation. Même procédé d'opération que ci-dessus. Mort. (F. Jordan, *loc. cit.*)

Obs· 25. — Homme, trente-cinq ans : arthrite tuberculeuse de la hanche. Résection antérieure. Opération par le procédé de l'auteur, qui n'est qu'une modification de la méthode circulaire à fente externe. Guérison de la plaie. Mort dix semaines après, de tuberculose pulmonaire. (Kocher, Revue médic. de la Suisse romande, p. 573, 1881.)

Obs. 26. — Enfant, quatorze ans : coxalgie, abcès périarticulaire. Résection antérieure. Même procédé opératoire. Guérison, avec persistance d'une fistule. (Kocher, *loc. cit.*)

Obs. 27. — Petite fille, quatre ans : coxalgie. Résection, désarticulation par le procédé de Jordan. Guérison. (Lédiard, Brid. med. Journ., 7 juin 1884)

Obs. 28. — Enfant, 5 ans : coxalgie, résection. Même procédé opératoire. (Littlewood, Brit. med. Journ., 7 juin 1884.)

Obs. 29. — Enfant, dix ans : maladie de l'articulation. Résection, opération par le procédé de Furneaux-Jordan; hémostase préventive par le procédé de l'auteur, perte de sang minime. Guérison. (Jordan Lloyd, Lancet, 26 mai 1883.)

Obs. 30. — Petite fille, douze ans : coxalgie. Même procédé opératoire. Guérison. (Jordan Lloyd, *loc. cit.*)

Obs. 31.— Enfant, onze ans: coxalgie. Résection antérieure. Opération à deux lambeaux, artéro-interne et postéro-externe, levier de Davy. Guérison. (Lucas, Brit. med. Journ., II, 984, 1879.)

Obs. 32. — Jeune homme, vingt ans : arthrite de la hanche gauche depuis six ans, abondante suppuration, faiblesse extrême. Méthode de F. Jordan, levier de Davy. Guérison. (Maclaren, Edinburgh med. Journ., p. 992, 1884.)

Obs. 33. — Petite fille, douze ans : arthrite de la hanche datant de trois ans, abcès périarticulaires. Résection antérieure. Méthode de Jordan. Guérison. (Maclaren, *loc. cit.*)

Obs. 34. — Enfant, six ans : coxalgie. Résection, désarticulat., hémostase à l'aide du levier de Davy. Guérison. (Macnamara, Brit. med. Journ., II, 1879, p. 686.)

Obs. 35. — Enfant, six ans : coxalgie gauche. Résection de la tête du fémur, perforation de la cavité cotyloïde; diarrhée, mauvais état général, pas de signes de lésions viscérales. Méthode de Jordan, compresseur aortique d'Esmarch, perte de sang peu considérable. Mort trois mois après, épuisé par la diarrhée. (Marshall, Lancet, 10 janvier 1880.)

Obs. 36. — Petite fille, sept ans : coxalgie gauche datant de plusieurs années : pas de symptômes de lésions viscérales. Opération comme ci-dessus. Guérison. (Marshall, *loc. cit.*)

Obs. 37. — Enfant, onze ans : coxalgie. Même procédé opératoire. Mort. (Marshall, Brit. med. Journ., 7 juin 1884.)

Obs. 38. — Enfant, deux ans huit mois : coxalgie. Résection. Opérat. par le même procédé. Guérison. (Marshall, Brit. med. Journ., 7 octobre 1882.)

Obs. 39. — Enfant, cinq ans six mois : coxalgie. Résection. Même procédé opératoire. Guérison. (Marshall, Brit. med. Journ. 7 oct. 1882.)

Obs. 40. — X...: coxalgie, gangrène du pied. Opération par la méthode circulaire modifiée : deux petits lambeaux cutanés, incision circulaire des muscles au niveau de l'articulation. Guérison. (Mason, John Ashhurst, n° 366.)

Obs. 41. — X...: coxalgie. Résection antérieure. Désarticulation par la méthode circulaire. Guérison. (Murbach, statistique de J. Ashhurst, n° 392.)

Obs. 42. — Enfant, douze ans : coxalgie, carie de l'os iliaque. Désarticulation par la méthode de Jordan. Guérison. (Pilcher, Brit. med. Journ., 7 juin 1884)

Obs. 43. — Adolescent, quinze ans : coxalgie. Méthode opératoire non indiquée. Mort cinquante-deux jours après. (O'Grady, Medical Press, 1880.)

Obs. 44. — Homme, quarante-cinq ans : maladie de l'articulation. Mort sept heures après l'opération. (O'Grady, *loc. cit.*)

Obs. 45. — Jeune fille, treize ans : abcès, fistules de la hanche ; aspect scrofuleux. La résection étant contre-indiquée par le mauvais état général, on pratiqua la désarticulation. Opération à deux lambeaux, long lambeau antérieur et court lambeau postérieur. Compression de l'aorte. Perte de sang minime. Suture superficielle des lambeaux ; drain au fond de la plaie. Guérison. (Rivington, Lancet, 24 mars 1877.)

Obs. 46. — Homme, cinquante ans : abcès, fistules de l'articulation coxo-fémorale droite ; cuisse fléchie à angle droit. Amputation avec un long lambeau antéro-interne, puis incision circulaire des parties molles postérieures. Compression de l'aorte avec le tourniquet élastique. Mort le sixième jour, d'épuisement consécutif à la suppuration. (Rivington, Lancet, 28 juillet 1877.)

Obs. 47. — X...: fistules de l'articulation coxo-fémorale, érysipèle gangréneux du membre. Désarticulation par le procédé de l'auteur. Résultat inconnu. (James Spence, the Lancet, II, p. 424, 1879.)

Obs. 48. — Jeune homme, vingt ans : coxalgie. Désarticulation par la méthode de Jordan ; bande élastique, suivant le procédé de J. Lloyd, à la racine du membre. Durée de l'opération, vingt minutes. Perte de sang, 100 gr. environ. Guérison. (Spofforth, Lancet, 26 mai 1883.)

Obs. 49. — Homme, quarante ans : arthrite de la hanche, consécutive à une chute datant de plusieurs années ; trois fistules sur le côte externe. Opération à deux lambeaux, antéro-externe et postéro-interne ; levier de Davy. Guérison. (Stokes, Lancet, 1er mai 1880.)

Obs. 50. — X... : coxalgie. Résection antérieure. Désarticulation pour hémorrhagie secondaire. Mort sur la table d'opération. (Whitehead, 1879, J. Ashhurst, n° 623.)

Obs. 51. — Enfant, neuf ans : coxalgie. Désarticulation ; levier de Davy. Guérison. (Young, Brit. med. Journal, II, 686, 1879.)

II. — Désarticulations de la hanche pour tumeurs

Obs. 52. — X... : ostéosarcome de la cuisse droite. Désarticulation à deux lambeaux, antérieur et postérieur. Guérison. (John Ashhurst, Encyclopédie internationale de chirurgie.)

Obs. 53. — X... : fibrome et enchondrome de la cuisse. Guérison. (Bell, J. Ashhurst, n° 45.)

Obs. 54. — Klein, trente-cinq ans : ostéosarcome volumineux du fémur droit. Désarticulation le 13 avril 1880 ; lambeau antérieur. Compression digitale. Le malade perdit environ 1,200 gr. de sang pendant l'opération, qui fut suivie de collapsus et de syncope ; injections d'éther. Les jours suivants, la température oscille entre 38° et 39°. Guérison complète en deux mois. (J. Bœckel, thèse d'agrégat. de Schwartz, 1880.)

Obs. 55. — Femme vingt-neuf ans : kyste du fémur gauche. Désarticulation par la méthode dédoublée, après amputation haute de la cuisse. Mort, deux heures après, de shock. (Boegehold, Langenbeck's Archiv., Bd. XVI, 1881.)

Obs. 56. — Jeune homme, vingt et un ans : ostéosarcome du fémur au tiers inférieur. Désarticulation ; levier de Davy. Mort, neuf semaines après. (Cadge, Brit. med. Journ., II, 1879).

Obs. 57. — Jeune fille, quinze ans : sarcome de la cuisse gauche ; complexion délicate, très-anémique. La tumeur s'était développée à la suite d'une chute sur le côté gauche. Opération à deux lambeaux cutanés antér. et postér. Compression de l'aorte ; perte de sang évaluée à deux onces environ. Guérison. (Th. Chavasse, Brit. med. Journ., 3 mai 1884.)

Obs. 58. — X...: ostéosarcome du fémur gauche, fracture spontanée. Amputation circulaire. Guérison. (Cunningham, J. Ashhurst,, n° 130.)

Obs. 59. — Homme, trente ans : sarcome de la cuisse. Désarticulation ; compression aortique à l'aide du tourniquet de Lister. Guérison. Mort dix-huit mois après, de lésions sarcomateuses sur les viscères. (Cugenven, Brit. med. Journ., 26 nov. 1881.)

Obs. 60. — Homme trente-six ans : sarcome de la partie inférieure du fémur gauche ; fracture spontanée du fémur. Désarticulation et hémostase comme ci-dessus. Guérison. (Curgenven, Brit. med. Journ., avril 1883.)

Obs. 61. — X...: Enchondrome de la cuisse. Désarticulation à lambeau. Mort le 4me jour. (G. Gay, 1878, J. Ashhurst, n° 197.)

Obs. 62. — Homme, quarante-sept ans : sarcome de la cuisse, déjà extirpé à plusieurs reprises. Lambeau cutané ; bande d'Esmarch, et compression aortique de Pancoast. Guérison. (Gross, de Philadelphie, Philadelphia med. Times, p.517, 1880).

Obs. 63. — Homme, qurante ans : fibrosarcome kystique du triceps fémoral. Méthode de Verneuil ; hémorrhagie assez abondante par la fémorale profonde. Guérison. Mort six mois et demi après, de généralisation sarcomateuse. (Gross, de Nancy, Bulletin de la Société de chirurgie, janvier 1880).

Obs. 64. — Jeune homme, ostéosarcome du fémur. Désarticulation ; compression aortique à l'aide d'un instrument spécial. Résultat inconnu. (Haward, Lancet, 3 janvier 1885).

Obs. 65. — X...: tumeur myéloïde du fémur. Lambeau antér. et postér. Guérison. (Housework, Ashhurst, n° 260).

Obs. 66. — Femme, quarante et un ans : sarcome du fémur. Désarticulation par le procédé de l'auteur. Guérison. Mort six mois après, de généralisation sarcomoteuse. (Kocher, Revue médicale de la Suisse romande, in Canstatt's, 1882).

Obs. 67. — Femme, cinquante ans : mélanosarcome du haut de la cuisse. Procédé de l'auteur. Guérison en huit semaines. (Kocher, loc. cit.)

Obs. 68. — Femme, vingt-quatre ans : ostéosarcome du fémur ; procédé de l'auteur. Guérison. (Kocher, loc. cit.)

Obs. 69. — Femme, quarante-sept ans : sarcome central du fémur, fracture spontané du haut de la cuisse. Procédé de l'auteur. Guérison. (Kocher, loc. cit.)

Obs. 70. — Homme, quarante-trois ans : myxosarcome volumineux de la partie externe de la cuisse droite, qui mesure 0,73 centim. de circonférence. Opération à deux lambeaux externe et interne ; ligature préalable des vaisseaux fémoraux ; hémorrhagie assez abondante. Collapsus après l'opération, vomissements, fièvre, délire. Mort le douzième jour ; La tumeur pesait 5 kil. 500 gr. (Georg. Burscher, inaug. Dissert. Berlin, 1882).

Obs. 71. — Petite fille, neuf ans: ostéosarcome énorme du fémur gauche·
Procédé de Farabeuf; perte de sang de 150 à 200 gr. Guérison. (Lannelongue,
Société de chirurgie, juin 1880).

Obs. 72. — Jeune homme, vingt-quatre ans: ostéosarcome de la partie supérieure de la cuisse. Opération à deux lambeaux: petit lambeau antérieur, gros
lambeau postérieur; compression de l'aorte et de la fémorale. Guérison (Lesi,
il Raccoglitore medico, 233, 1878).

Obs. 73. — X...: carcinome du fémur gauche. Ablation antérieure de la tumeur. Désarticulation à lambeaux. Mort en 5 heures. (Liebl. —J. Ashhurst, n°
325).

Obs. 74.— Jeune homme, vingt-ans: ostéochondrome du fémur, occupant toute
la cuisse gauche, qui mesurait 0ᵐ, 72 c. de circonférence. Opération à deux
lambeaux, antéro-interne et postéro- interne ; tourniquet de Lister sur l'aorte.
Guérison. Mort 7 mois après, de récidive. — (Clém. Lucas. — Guy's Hospital
Reports, 1879).

Obs. 75. — Homme, soixante-dix ans : sarcome du fémur. Opération au gal-
vanocautère; deux lambeaux cutanés, antér. et postér. Peu d'hémorrhagie. Mort
le 2ᵐᵉ jour, de collapus; l'anesthésie avait duré 3 heures. (Von Lücke, Deutsche
Zeitschr. für Chir., Bd. XVII, 1882).

Obs. 76. — Jeune homme, vingt ans : sarcome du fémur. Lambeaux antér.
et postér. Compression digitale de l'aorte. Guérison. (Mac Cormac, Brit. med.
Journ., 1, 8, 1879).

Obs. 77. — Petite fille de onze ans : tumeur maligne du fémur. Opération
par transfixion; compression digitale. Guérison. (Mac Leod, Lancet, 22 décembre, 1877).

Obs. 78. — X...: tumeur maligne de la cuisse. Tentative d'ablation sans résultat. Amputation circulaire. Guérison. (Mason, 1876, J. Ashhurst n° 367.)

Obs. 79. — X...: sarcome fasciculé du fémur. Mort le 3ᵐᵉ jour. (Morton J.
Ashhurt. n° 380.)

Obs. 80. — X...: ostéochondrome du fémur. Méthode circulaire modifiée.
Mort (G. Morton, Ashhurst, n° 384.)

Obs. 81. — X...: encéphaloïde consécutif à un traumatisme. Guérison. (Mur-
phy, Ashhurst, n° 394.)

Obs. 82. — X...: ostéosarcome alvéolaire du fémur. Lambeaux antér. et
postér. Mort le onzième jour. (Nancrede, 1881, Ashhurst, n₀ 395.)

Obs. 83. — Enfant, quatorze ans : sarcome du fémur, anémie profonde. Désarticulation par le procédé de l'auteur. Mort le onzième jour, d'infection purulente. (A. Poncet, Lyon méd., février 1880.)

Obs. 84. — X... : ostéochondrome de la partie inférieure de la cuisse gauche, dont le début remonte à deux ans ; la cuisse mesurait 0^m, 64 de circonférence ; pas de lésions viscérales. Opération à deux lambeaux ; perte de sang de 250 à 300 grammes environ. Mort 26 heures après. (Ledentu, Société de chirurgie, octobre 1877).

Obs. 85. — X. . . : affection maligne de la cuisse. Réamputation ; opération à lambeau. Mort le quatrième jour. (Hewson, 1879, Ashhurst, n° 239)

Obs. 86. — Homme, 67 ans : myxo-enchondrome du fémur. Méthode circulaire dédoublée. Mort 12 heures après (Reverdin, Revue med. de la Suisse romande, n° 5, p. 296.)

Obs. 87. — Jeune homme, vingt-quatre ans : sarcome du fémur Même procédé opératoire. Guérison. (Reverdin, Revue méd. de la Suisse romande, n°8, p. 407.)

Obs. 88. — Jeune homme, vingt-six ans : sarcome du fémur. Amputation à la partie moyenne de la cuisse ; récidive. Désarticulation par la méthode circulaire. Guérison. (Riebe, Canstatt's Jahresbericht, 1881.)

Obs. 89. — Homme, 62 ans : sarcome embryonnaire du fémur ; fracture spontanée au tiers inférieur ; consolidation, nouvelle fracture. Désarticulation le 1er janvier 1880, à la suite d'hémorrhagies inquiétantes. Mort le troisième jour. (Rigaud, th. d'agrégat. de Schwartz, 1880).

Obs. 90. — Jeune homme, vingt-trois ans : sarcome du fémur. Méthode de l'auteur ; durée de l'opération, 3 heures. Guérison. Mort 3 mois plus tard, de lésions pulmonaires. (Edmond Rose, Otto Schulz, Inaug. Dissert., Berlin, 1883.)

Obs. 91. — Femme, trente-un ans : ostéosarcome du fémur. Même procédé opératoire. Guérison ; mort 4 mois après, de généralisation sarcomateuse. (Rose, loc. cit.)

Obs. 92. — Jeune fille, seize ans : sarcome de la partie postérieure du fémur. Même procédé. Guérison. (Rose, loc. cit.)

Obs. 93. — X. . . : tumeur de la cuisse. Mort. (Santee. — Asthurst, n° 518.)

Obs. 94. — Jeune homme, vingt-quatre ans : sarcome de la cuisse, sans adhérence avec le fémur ; siége d'hémorrhagies fréquentes. Opération à deux lambeaux, antérieur et postérieur ; durée, 45 secondes ; levier de Davy ; faible hémorrhagie. Suture superficielle des lambeaux ; réunion d'une grande partie de la plaie par première intention. Guérison (Stokes, Dublin Journ. of. med. sciences, avril 1882.)

Obs. 95. — Femme, quarante-trois ans : sarcome du fémur, très-vasculaire ; fracture spontanée. Opération à lambeaux antér. et postér., taillés, le premier avec l'anse galvanique, le second avec le thermocautère ; peu d'hémorrhagie. Mort le onzième jour, d'infection purulente. (Tillaux, Société de chir., 6 févr. 1878.)

Obs. 96. — X... : tumeur anévrysmale de la cuisse. Lambeaux antér. et postér. Guérison (Rusk. — Ashhurst, nº 514.)

Obs. 97. — Petite fille, onze ans : fibro-sarcome de la cuisse. Opération dédoublée par la méthode de Volkmann ; perte de sang, à cause du glissement du tube élastique. Guérison ; mort 4 mois et demie après, d'infiltration sarcomateuse des poumons. (Trendelenburg, Archiv. für. klin. Chir., Bd. 26, 1881.)

Obs. 98. — Jeune fille, quinze ans : sarcome du fémur. Procédé de l'auteur ; hémorrhagie insignifiante. Guérison ; mort 2 mois et demie après, de lésions pulmonaires ; la plaie était cicatrisée. (Trendelenburg, *loc. cit.*)

Obs. 99. — Jeune homme, vingt ans : tumeur du fémur ; la cuissé mesurait 0m, 97° de circonférence. Procédé de l'auteur. Guérison en trois mois ; pas de récidive. (Trendelenburg. *loc. cit.*)

Obs. 100. — Homme : ostéosarcome du fémur. Procédé de l'auteur ; méthode ovalaire lente, pansement ouvert. Guérison (Verneuil, Société de chir., juillet 1881).

Obs. 101. — Jeune fille, seize ans : tumeur maligne de la cuisse, s'étendant de l'arcade crurale au tiers moyen de la cuisse. Ischémie avec la bande d'Esmarch. Méthode ovalaire ancienne. Compression aortique. Un peu d'hémorrhagie. Mort en 10 heures. Collapsus pendant l'opération. (J. West, Lancet, 17 août 1878.)

Obs. 102. — Femme, quarante-six ans : carcinome de la partie moyenne de la cuisse. Procédé de Jordan. Guérison. (J. West, Lancet, 1879, II, 506.)

III. — Désarticulations pour ostéite, ostéo-myélite, nécrose du fémur

Obs. 103. — Homme, vingt-sept ans : ostéomyélite, nécrose du fémur ; amputation antérieure de la cuisse pour tumeur blanche du genou. Désarticulation ; incision externe sur le grand trochanter. Enucléation de l'extrémité supérieure du fémur. Guérison. (Beck, Archiv. klin. für Chir., Berlin, 1879, XXIII, 654.)

Obs. 104. — Enfant, cinq ans : périostite aiguë du fémur, ostéo-myélite, septicémie. Méthode de Jordan. Bande élastique de Lloyd à la racine du membre. — Mort en six heures. (Bennet, Brit. med. journal, 7 juin 1884.)

Obs. 105. — Homme : ostéomyélite du fémur, à la suite d'exercices gymnastiques ; fémur dénudé dans une grande étendue par une collection purulente. Amput. de la cuisse à mi-hauteur ; puis, aussitôt, le fémur étant infiltré de pus, nouvelle amputation au tiers supérieur, et enfin désarticulation sous-périostée de la tête fémorale. Guérison. (Bardeleben, Berlin klin. Wochens, n° 2, 1878.)

Obs. 106. — Homme, cinquante-six ans : nécrose du fémur suivie de fracture spontanée et d'une périostite suppurée très-étendue. Procédé de Béclard : lambeaux antérieur et postérieur. Compression digitale de la fémorale. Perte de sang peu considérable. Réunion superficielle des lambeaux. Guérison. La température ne dépasse pas 39 °/₀. Réunion immédiate des parties suturées. Appareil prothétique, qui rendit la marche facile. (A. Demons, Bullet. de la Société de chirurgie, 22 décembre 1880.)

Obs. 107. — Jeune homme, seize ans : périostite suppurée du fémur. Méthode de Jordan. Exsanguification avec la bande d'Esmarch ; tourniquet sur l'iliaque externe. Suture des bords de la plaie. Guérison. (Furn.-Jordan, Lancet, 1879, I, 405.)

Obs. 108. — Enfant de quatorze ans : ostéomyélite du fémur datant, de quatre mois ; état général très-mauvais. Procédé de Farabeuf. Incision en raquette antérieure. Durée de l'opération, 25 minutes. Perte de sang peu considérable. Mort cinq heures après. Au moment de l'opération, il était déjà en état d'infection purulente ; l'autopsie révéla des abcès métastatiques dans les poumons et les reins. (Lannelongue, Bullet. de la Société de chirurg., 5 mai 1880.)

Obs. 109. — Enfant de dix ans : nécrose aiguë du fémur gauche, remontant à trois semaines, Méthode de Furn.-Jordan ; levier de Davy. Mort vingt-six jours après. Abcès du pelvis ; nécrose de l'os iliaque. Mort d'épuisement consécutif à la suppuration. (Maclaren, Edinburgh medic. Journal, 1884, p. 992.)

Obs. 110. — Jeune homme, dix-sept ans : nécrose du fémur droit datant de huit mois ; périostite suppurative, fièvre, épuisement. Méthode de Furn.-Jordan. Compression aortique. On ne peut placer le levier de Davy sur l'artère iliaque droite. Guérison. (Maclaren, Edinburgh medic. Journal, 1884, p. 992.)

Obs. 111. — Ostéomyélite du fémur. Méthode circulaire modifiée. Guérison. (G. Morton, Ashhurst, n° 382.)

Obs. 112. — Ostéomyélite du fémur. Méthode circulaire modifiée. Guérison. (G. Morton, Ashhurst, n° 383.)

Obs. 113. — Enfant de quatorze ans : nécroses multiples du fémur et du tibia ; suppuration du genou et de la hanche ; fracture spontanée de la partie moyenne du fémur ; infiltration tuberculeuse du poumon droit. Désarticulation. Perte de sang assez notable. Drain en caoutchouc dans l'acétabulum. Six drains résorbables. Pansements rares. Guérison. Bords de la plaie réunis par première intention dans une grande étendue. Suppuration modérée. (G. Neuber, Langenbeck's Archiv., Bd. XXVI, 94, 1881.)

Obs. 114. — Homme, vingt-trois ans : nécroses multiples du fémur ; fracture spontanée au-dessus de la partie moyenne ; faiblesse extrême. Désarticulation après amputation haute. Perte de sang faible. Deux drains en caoutchouc dans l'acétabulum; drains résorbables. Pansements permanents. Guérison. Réunion par première intention dans la plus grande étendue de la plaie. (G. Neuber, Langenbeck's Archiv., Bd. XXVI, 94, 1881.)

Obs. 115. — Homme: nécrose du fémur datant de dix ans; fistule de la hanche. Opération à lambeaux antérieur et postérieur. Compression digitale de la fémorale. Mort trente-cinq heures après. (O'Grady, Dublin Journ. of med. sciences, 1876.)

Obs. 116. — Homme, quarante-six ans: nécrose étendue, exfoliation du fémur; fracture spontanée; lambeaux antérieur et postérieur. Amputation du haut de la cuisse, puis désarticulation à cause des lésions du fémur. Mort le deuxième jour. (Patterson, Glascow med. Journal, 1879, p. 90.)

Obs. 117. — Homme, seize ans: nécrose aiguë du fémur. Méthode circulaire avec incision externe. Guérison. (Reeves, British med. Journ., 1884, 7 juin.)

Obs. 118. — Femme: carie du calcanéum, de l'astragale et du tibia; nécrose du fémur. Levier de Davy. Guérison. (Richardson, Med. Press., 1879, in Canstatt's, 1879.)

Obs. 119. — Homme, dix-huit ans: nécrose aiguë de la partie inférieure du fémur, ayant amené une inflammation consécutive de l'articulation coxo-fémorale. Désarticulation sous-périostée à l'aide d'une incision externe sur le grand trochanter et d'une incision circulaire. Guérison. Moignon mobile, grâce à la régénération partielle de l'os. (J. Shuter, Lancet, 17 février 1883.)

Obs. 120. — Homme, seize ans: nécrose aiguë du fémur, remontant à quatre mois; suppuration abondante. Méthode de Jordan. Guérison. (Maclaren, Edinb. med. Journ., 1884, p. 992.)

Obs. 121. — Carie du fémur. Méthode circulaire. Résultat inconnu. (Dawson, J. Ashhurst, n° 138.)

Obs. 122. — Homme, dix-sept ans: périostite diffuse, ostéo-myélite de la partie supérieure du fémur. Méthode circulaire avec fente externe. Guérison. La perte de sang pendant l'opération ne dépasse pas une cuillerée. (Orlowski, Centralblatt für Chir., n° 35, p. 569.)

Obs. 123. — Homme, trente ans: carie du haut du fémur, avec fistules et albuminurie. Méthode de l'auteur. Perte de sang insignifiante. Guérison de la plaie. Mort neuf mois après, emporté par l'albuminurie. (Trendelenburg, Langenbeck's Archiv., Bd. 26, S. 858, 1881.)

Obs. 124. — Nécrose de la partie supérieur du fémur. Résection. Guérison. (Smyth, Ashhurst, n° 532.)

IV.— Désarticulations de la hanche pour traumatisme

Obs. 125.— Homme, vingt ans : écrasement de la cuisse droite par accident de chemin de fer. Lambeaux ant. et post. Mort en sept heures par shock, (J. Ashhurst.)

Obs. 126.— Homme, quinze ans : accident de chemin de fer ; membre inférieur droit coupé au-dessus du genou ; fémur broyé ; jambe gauche écrasée à son tiers inférieur ; hémorrhagie menaçante. Deux lambeaux ant. et post. par le procédé de Guthrie. Compresseur aortique de Lister. En même temps amputation de la jambe gauche à la partie moyenne. Guérison. (J. Ashhurst.)

Obs. 127. — Homme, vingt-sept ans : fracture compliquée de la partie moyenne du fémur ; fièvre, érysipèle, pyohémie. Désarticulation le 30 mars 1881. Incision externe sur le trochanter, désarticulation, puis incision circulaire des parties molles. Peu d'hémorrhagie. Guérison. (A. Barker, Brit. med. Journ., 20 janvier 1883).

Obs. 128. — Homme, trente-cinq ans : écrasement de la cuisse par un wagon. Mort quarante minutes après l'opération. (Damiani, Raccoglitore medico, 20 mars 1880).

Obs. 129. — Ecrasement du membre inférieur, du cou-de-pied à l'aine. Lambeau post. unique. Mort en vingt-trois heures, (Gilliam, n° 24, Ashhurst.)

Obs. 130. — Enfant, trois ans : écrasement de la cuisse droite ; lésion de l'artère fémorale. Gros lambeau post. — Procédé de Langenbeck. Ligature préalable de la fémorale. Pas d'anesthésie. Collapsus. Mort en vingt-quatre heures. Amputation immédiate trois heures après l'accident. (Ludwig, Langenbeck's Arch., XXI, 1877.)

Obs. 131. — Plaie contuse et fracture de la cuisse par accident de machine. Lambeau postérieur. Guérison. Amputation primitive, (Marsil, Ashhurst, n° 365.)

Obs. 132.— Enfant, neuf ans : fracture compliquée de la cuisse par accident de voiture. Méthode de Rose. Mort deux heures après. (Edm. Rose, Shulz-Otto, Inaug. Dissert, Berlin, 1883).

Obs. 133. — Homme, vingt-et-un ans : traumatisme de la cuisse. Transport du blessé pendant cinq heures. Méth de Rose. Guérison (Edm. Rose, Schulz. Otto, Inaug. Dissert., Berlin, 1883).

Obs. 134. — Homme, dix-neuf ans : suppuration du genou et de la cuisse à la suite d'un coup de couteau. Petit lambeau antérieur. Gros lambeau postérieur. Compression digitale de l'aorte. Guérison. (Townshend, Canstatt's Jahresbericht, 1877.)

Obs. 135. — Femme, trente et un ans : fracture de la jambe et de la cuisse par accident de chemin de fer. Mort immédiate. Procédé non indiqué (Th. Varick, American Journ. of. med. sciences, 1881).

Obs. 136. — Homme, treize ans : fracture comminutive de la jambe et de la cuisse. Méth. de Trendelenburg. Le malade ne perdit pas deux onces de sang. Guérison (Th. Varick, American Journal of medic. sciences, octobre 1882).

Obs. 137. — Homme : fracture compliquée du fémur droit par une roue de voiture. Méth. de l'auteur. Mort en trois heures. (Verneuil, Semaine médicale, 15 mai 1884.)

Obs. 138-142. — Affections pathologiques non déterminées. Trois morts. Deux guérisons. (Hôpital de Newcastle, 1878-1883. Lancet, 14 mars 1885).

Obs. 142-149. — Six morts. Il s'agit encore de désarticulations pathologiques. (Guy's Hospital, 1876-1879.)

Obs. 149-153. — deux morts. Deux guérisons. (Glascow royal Infirmary, 1876-1881. Lancet, 1er juillet 1882.)

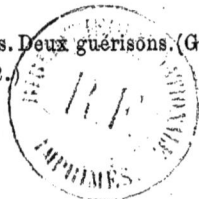

INDEX BIBLIOGRAPHIQUE

Ashhurst (John). — Encyclopédie internationale de chirurgie, ii, 1883.

Burns (Paul). — Experimente über den Blutgehalt der menschlichen Extremitäten, mit Rüksicht auf die Esmarch'sche Methode. (Archiv. f. path. Anat. und Phys., Bd. 66, p. 374).

Burscher (Georg.).— Zur Exarticulatio femoris. Inaug. Dissert., Berlin, 8, 1882.

Castel (H.). — Des Indications chirurgicales dans les lésions de l'articulation coxo-fémorale. Thèse de doctor. Paris, 1881.

Chavasse (Th.). — British medical Journal, 3 mai 1884.

Chauvel (J.). — Observations cliniques sur l'emploi de l'ischémie temporaire pendant les opérations (Mémoires de médecine et de chirurgie militaires, 1875).

Davy (Richard). — British med. Journ. ii, 685, 1879.

— Canstatt's Jahresbericht. 1879.

Esmarch (Fr.). Chirurgie de guerre, 1879.

— Bemerkungen zur künstlichen Blutleere (Archiv. für klinische Chirurgie, 1879).

Farabeuf. — Manuel de médecine opératoire.

Furneaux-Jordan. — British med. Journ., 1879.

Godlee (J.). — The Arrest of hemorrhage during amputation at the hip-joint (Lancet, 3 juillet 1880).

Hug (Alfred). — Des Causes de la mort après la désarticulation coxo-fémorale. Thèse Paris, 1877.

Jubiot. — Observations sur l'amputation dans l'article coxo-fémoral. Thèse de Montpellier, 1840.

Legouest. — Chirurgie d'armée, 1872.

— Mémoire sur la désarticulation de la hanche, au point de vue de la chirurgie d'armée (Société de chirurgie, 1856.)

Langenbeck.— Plaies par armes à feu de la hanche (Langenbeck's Archiv., 1874, et Revue des sciences médicales, iv, 1874.

Lloyd (Jordan).— Méthode d'hémostase dans la désarticulation de la hanche. (The Lancet, 26 mai 1883).

Lucas (Clément).— Guy's Hospital Reports, p. 319, 1879.

Lüning (A.). — Ueber die Blutung bei der Exarticulation des Oberschenkels und deren Verblutung. Zurich, 1877.

LARREY (D.).— Mémoires de chirurgie militaire, 1812-1817.

MACLAREN.— Edinburgh medico-chir. Society, 5 mars 1884.

MORAND.— Opuscules de chirurgie, 1768.

NEWMAN.— New Method of amputating at the hip-joint (Glascow med. Journ., octobre 1876).

MARSHALL. — Lancet, 10 janvier 1880, 15 mai 1880.

OTIS.— Medical and surgical History of the war of the rebellion.

PITHA und BILLROTH. — Handbuch der allgemeinen und speciellen Chirurgie, 1865-1882.

PONCET (A.).— Nouveau procédé d'hémostase pour la désarticulation de la hanche (Lyon médical, 29 février 1880).

OLLIER. — Des Désarticulations sous-périostées (Revue de chirurgie, 1882).

RAVATON.— Traité des playes d'armes à feu, 1750.

ROCHARD.— Histoire de la chirurgie française au 19me siècle.

ROUX (C.).— La Désarticulation coxo-fémorale à la clinique du professeur Kocher (Revue méd. de la Suisse romande, nov. 1881).

RECLUS (Paul). — Des Mesures propres à ménager le sang pendant les opérat. chirurg. Th. d'agrégat., 1880.

SCHULZ (Otto). — Ueber die Hüftgelenks exarticulation bei Verblutenden. Inaug. Dissert., Berlin, 1883.

SPENCE (J.). — Lectures on surgery. Edinburgh, 1876. (The Lancet, 20 septembre 1879).

TRENDELENBURG.— Archiv. für klin. Chir., Bd. 26, 1881.

VELPEAU.— Nouveaux Éléments de médecine opératoire.

VERNEUIL.— Faits pour servir à l'histoire de la désarticulation de la hanche (Académie de médecine, 30 octobre 1877).

VOLKMANN(R.).—Ub.d. Anwend. des Esmarsch'schen blutersparenden verfahrens bei Exarticulationen des Hüftgelenks Centralblatt f. Chir. (n° 5, 1874).

WOODBURY(Fr.). —Immediate Compression of the common iliæ artery for the prevention of hemorrhage during amputation at the hip-joint (The American Journ. of the med. sciences, janvier 1874).

www.ingramcontent.com/pod-product-compliance
Lightning Source LLC
Chambersburg PA
CBHW030929220326
41521CB00039B/1705